Wilhelmi de Toledo

**Buchinger Heilfasten
Ein Erlebnis für Körper und Geist**

*Ich widme dieses Buch meinem Mann
Raimund Wilhelmi, einem Enkel
Dr. Otto Buchingers, und seiner Familie,
die dem Heilfasten seit drei Generationen dient.*

Danksagung

Ich bedanke mich bei den Mitarbeiterinnen und Mitarbeitern der Kliniken Buchinger in Überlingen und Marbella dafür, dass sie seit 50 bzw. 30 Jahren das Buchinger-Konzept mit Liebe und Leben erfüllen. Den Ärzten und Ärztinnen beider Kliniken sowie der Ärztegesellschaft Heilfasten und Ernährung e. V. danke ich ebenfalls für die Zusammenarbeit und den bereichernden Austausch.

Eine große Freude bei der Entstehung dieses Buches war für mich die Kooperation mit Künstlerinnen und Künstlern, deren Bilder ein Echo auf den Text darstellen: Am Anfang jedes Kapitels die eindrucksvollen Arbeiten von Marie-Jo Lafontaine aus der Serie »Lost Paradise«, eine Hymne auf die genetische Vielfalt, die himmlischen Bilder aus dem Film »Die Nomaden der Lüfte« von Jacques Perrin, Marc Cremades und Mathieu Simonet, die Obst- und Gemüsestillleben der norwegischen Fotografin Gry Iverslien, die Bilder von Dr. Yvon Le Maho und seinem Team, welche Wissenschaft »mit Herz« in der Kälte der Antarktis betreiben, und schließlich die Aufnahmen von Peter Forster, dem jede Wolke über dem Bodensee vertraut ist. Alle haben mir ihre Werke frei zur Verfügung gestellt – ich danke ihnen dafür von Herzen.

Für ihre kostbare Unterstützung bin ich Helmut Klepzig, Dr. Heinz Fahrner, Eliane Platzer, Volker Lang, Sabine Seifert, Christianne Méroz, Dr. Myriam Lejeune und Dr. Elisabeth Peper sehr dankbar.

Über die Autorin

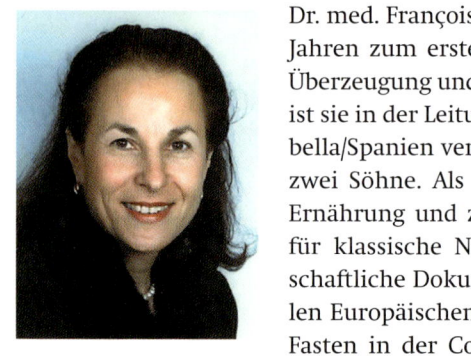

Dr. med. Françoise Wilhelmi de Toledo, geboren in Genf, hat mit 18 Jahren zum ersten Mal gefastet und fastet seitdem jährlich – aus Überzeugung und Leidenschaft. Mit ihrem Mann Raimund Wilhelmi ist sie in der Leitung der Kliniken Buchinger in Überlingen und Marbella/Spanien verantwortlich für das medizinische Konzept. Sie hat zwei Söhne. Als Vorsitzende der Ärztegesellschaft Heilfasten und Ernährung und zweite Vorsitzende der Europäischen Gesellschaft für klassische Naturheilkunde setzt sie sich ein für die wissenschaftliche Dokumentation der Fastentherapie und der Traditionellen Europäischen Medizin. Regelmäßig begleitet sie Exerzitien mit Fasten in der Communauté de Grandchamp in der Schweiz. Die Autorin veröffentlichte zahlreiche wissenschaftliche Publikationen zum Thema Fasten.

Dr. med. Françoise Wilhelmi de Toledo

Buchinger Heilfasten:
Ein Erlebnis für Körper und Geist

Die bewährte Methode für mehr Vitalität
und ein neues Lebensgefühl

unter Mitarbeit von
Dr. rer. nat. Elisabeth Peper
Dr. med. Christian Kuhn
Dr. med. Rainer Friebe
Dr. med. Dorothe Hebisch
Dr. med. Nicole Lion-Mock
Dr. med. Gerold Platzer

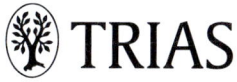

Bibliografische Information der Deutschen Bibliothek
Die Deutsche Bibliothek verzeichnet diese Publikation in der Deutschen Nationalbibliografie; detaillierte bibliografische Daten sind im Internet über http://dnb.ddb.de abrufbar

Leserservice
Wenn Sie Fragen oder Anregungen zu diesem Buch haben, schreiben Sie uns:
TRIAS Verlag
Postfach 30 05 04
70445 Stuttgart
oder besuchen Sie uns im Internet:
www.trias-gesundheit.de

Programmplanung:
Uta Spieldiener

Redaktion:
Dipl.-Biol. Sabine Seifert
Satz/Grafik/Lektorat, Stuttgart

Umschlaggestaltung:
Cyclus · Visuelle Kommunikation, Stuttgart

Fotos:
Marie-Jo Lafontaine
M. Jacques Perrin, Marc Cremades, Mathieu Simonet aus dem Film »Die Nomaden der Lüfte« (© Galatee Films)
Gry Iverslien
Peter Forster
Dr. Yvon Le Maho
Umschlagfotos: ZEFA (vorne), Corbis (hinten)

Illustrationen:
Sabine Seifert

Gedruckt auf chlorfrei gebleichtem Papier

© 2003 TRIAS Verlag in
MVS Medizinverlage Stuttgart
GmbH & Co. KG
Printed in Germany
Satz: Sabine Seifert
Druck: Westermann Druck
Zwickau GmbH

ISBN 3-8304-3080-9   1 2 3 4 5

Wichtiger Hinweis:
Wie jede Wissenschaft ist die Medizin ständigen Entwicklungen unterworfen. Forschung und klinische Erfahrung erweitern unsere Erkenntnisse, insbesondere was Behandlung und medikamentöse Therapie anbelangt. Soweit in diesem Werk eine Dosierung oder eine Applikation erwähnt wird, darf der Leser zwar darauf vertrauen, dass Autor und Verlag große Sorgfalt darauf verwandt haben, dass diese Angabe **dem Wissensstand bei Fertigstellung des Werkes** entspricht. Für Angaben über Dosierungsanweisungen und Applikationsformen kann vom Verlag jedoch keine Gewähr übernommen werden.
Jeder Benutzer ist angehalten, durch sorgfältige Prüfung der Beipackzettel der verwendeten Präparate und gegebenenfalls nach Konsultation eines Spezialisten festzustellen, ob die dort gegebene Empfehlung für Dosierungen oder die Beachtung von Kontraindikationen gegenüber der Angabe in diesem Buch abweicht. Eine solche Prüfung ist besonders wichtig bei selten verwendeten Präparaten oder solchen, die neu auf den Markt gebracht worden sind. **Jede Dosierung oder Anwendung erfolgt auf eigene Gefahr des Benutzers.** Autor und Verlag appellieren an jeden Benutzer, ihnen etwa auffallende Ungenauigkeiten mitzuteilen.

Geschützte Warennamen (Warenzeichen) werden *nicht* besonders kenntlich gemacht. Aus dem Fehlen eines solchen Hinweises kann also nicht geschlossen werden, dass es sich um einen freien Warennamen handelt. Das Werk, einschließlich aller seiner Teile, ist urheberrechtlich geschützt. Jede Verwertung außerhalb der engen Grenzen des Urheberrechtsgesetzes ist ohne Zustimmung des Verlages unzulässig und strafbar. Das gilt insbesondere für Vervielfältigungen, Übersetzungen, Mikroverfilmungen und die Einspeicherung und Verarbeitung in elektronischen Systemen.

Inhalt

Vorwort 9

● Fasten ist natürlich

Die Natur fastet 14
Tiere fasten 15
    Der Kaiserpinguin: ein großer Fastenprofi 15
    Die Forscher rätseln: Woher weiß der Pinguin, dass er sein Fasten abbrechen muss? 16
    Natürlicher Jo-Jo-Effekt bei vielen Tieren 17
    Soziales Verhalten, das Leben rettet 18
    Zugvögel fasten – *der* Schlüssel zum Eiweißverbrauch ... 18
Auch Menschen können fasten 20
    Jahreszeitbedingte Gewichtsveränderungen bei Frauen in Gambia: ein wahrer Jo-Jo-Effekt 20
    Jährliches Fasten als Teil der Lebenshygiene – Schwester Irmgard Rodde 21
Erfahrungen von zwei großen Fastenärzten 22
    Dr. Otto Buchinger 22
    Dr. Heinz Fahrner 23

● Die drei Dimensionen des Fastens

Fasten, Beten, Almosen geben 26
    Die medizinisch-körperliche Dimension (Fasten) 27
    Die spirituell-religiöse Dimension (Beten) 27
    Die mitmenschliche-soziale Dimension (Almosen geben) . 29
Fasten heute – Übung einer zeitgemäßen Spiritualität 30
    Die Diätetik der Seele – von Dr. Otto Buchinger 30

● Medizinisches Fasten

Geschichte des medizinischen Fastens im 20. Jahrhundert ... 34
    Fasten ist keine Nulldiät 36
    Proteindiäten zur Gewichtsreduktion 36

Inhalt

Stationäres Buchinger Heilfasten 38
Verwandte Methoden 39
    F. X.-Mayr-Therapie 39
    Schrothkur 39
    Molkekur und andere Variationen 39
    Natürliche Gesundheitslehre 40
Bitte nicht verwechseln! 40
    Anorexia nervosa (Magersucht) 40
    Hungerstreik 40
    Lichtnahrung 40
    Das Phänomen der Nahrungslosigkeit über Jahrzehnte ... 41
Was passiert, wenn man keine Nahrung mehr zu sich nimmt? 41
    Die zwei Ernährungsprogramme des Menschen 43
Was passiert beim Fasten mit der Brennstoffversorgung? ... 44
    Umstellung auf fettbetonten Stoffwechsel 44
    Eiweiß für die Versorgung des Gehirns 45
Was passiert beim Fasten mit der »Baustein«-Versorgung? .. 47
Umschalten auf »Autopilot« 47
Vitamin- und Mineralstoffversorgung beim Fasten 49

• Die Wirkungen des Fastens

Reinigung (»detox«) und Vitalisierung (»energy«) 52
Hauptwirkungen des Fastens 53
    Fettabbau und Insulinsenkung 54
    Ruhigstellung des Magen-Darm-Traktes, Antigenpause .. 57
    Allergien und entzündliche Erkrankungen 58
    »Rückvergiftung« aus dem Darm – ein klassisches naturheilkundliches Erklärungsmodell für die Entstehung von Krankheiten 59
    Rückgang der Darmschleimhaut 60
    Entwässerung/Entsalzung 61
    Eiweißabbau – Lösung zum Rätsel auf Seite 19 61
    Herz-Kreislauf-Entlastung 64

Verbesserung der Fließeigenschaften des Blutes 64
Abneigung gegen das Rauchen 65
Indikationen und Kontraindikationen für das Fasten 65

● Psychische Wirkungen des Fastens

Innere Harmonie durch Fasten 70
Fasten ist nicht Hungern 71
Hungern – auch im Schlaraffenland 71
Wie verändert sich die Psyche während des Fastens? 74
Was hebt beim Fasten die Stimmung und geht einher
mit der Freisetzung von Glückshormonen? 75
Krisen und mögliche negative psychische Wirkungen
des Fastens 82
Fasten bei psychisch stabilen Menschen 84
Fasten bei psychisch gestörten Menschen 85
Fasten bei Übergewicht und Essstörungen 86

● Warum fasten?

Maria Buchinger – lebendiges Beispiel für Anti-Aging 90
Holger Bahl – entweder Berufswechsel oder Fasten 91
Dr. med. Heidi König – Kinderwunsch und Fasten 93
Karl-Ludwig Schweisfurth – eine neue Lebensvision 94

● Stationäres Fasten
in der Klinik Buchinger am Bodensee

Planen von Termin und Dauer: gedankliche Vorbereitung 99
Die Vorbereitungsphase 103
Die sieben Säulen des Fastens 105
Ruhe, Stille und Entspannung (»Relax«) 106
Bewegung 106
Förderung der Ausscheidungen (»Detox«) 108
Hilfsmethoden 115

Inhalt

Betreuung 117
Fastengetränke/-zusätze (Gastronomie des Fastens) 118
»Nahrung für die Seele« 120
Was schadet beim Fasten? 122

Die neun Bausteine des Fastens 123

Mögliche Nebenwirkungen und ihre Behandlung 125
Befindlichkeitsstörungen beim Fasten 126
Fastenkrisen 132

Fastenbrechen und Aufbau – Genuss, Lebenskraft
und Abschied 133
Was passiert in der Aufbauphase? 133
Abschied von der Fastensituation
und Rückkehr in den Alltag 134
So wird es gemacht! 135
Gastronomie des Fastens und des Aufbaus 135
Fasten und Fastenbrechen – zwei wichtige Rezepte 137

• Bewusster essen und bewusster leben durch Fasten

Ihr Fastenplaner – Tag für Tag 140
Anreisetag 140
Entlastungstag 140
1. Fastentag 141
2. Fastentag und weitere 142
Letzter Fastentag/Fastenbrechen 143
1. Aufbautag 144
2. Aufbautag und weitere 145

Wie ernähren Sie sich nach dem Fasten? 146

Fragen zum Fasten 150

Literatur 155

Adressen 156

Stichwortverzeichnis 157

Vorwort

Dieses Buch lädt Sie ein, Ihre natürliche Fähigkeit zum Fasten wiederzuentdecken: Das Fasten-Programm schlummert nämlich in Ihren Genen und setzt sich in Gang, wenn Sie freiwillig für eine begrenzte Zeit keine Nahrung mehr zu sich nehmen und von Ihren Fettreserven leben.

Sie können es! ... Und werden staunen, wie einfach es ist, wenn man es richtig macht.

Aber – wie macht man es richtig? Das will dieses Buch Ihnen vermitteln, damit Ihr Fasten seine heilenden und vorbeugenden Wirkungen entfalten kann. Fasten ist eine Kunst. Ich möchte Sie bei dieser faszinierenden Entdeckungsreise begleiten, damit Sie sich ohne Furcht, aber mit Ehrfurcht, Ihre Fähigkeit zu fasten Schritt für Schritt wieder aneignen. Besonders beim ersten Fasten sollten Sie gut betreut und mit einer bewährten Methode Ihren Jungfernflug erleben. Wie alle wirksamen Verfahren birgt das Fasten auch Gefahren, wenn bestimmte Regeln unbeachtet bleiben.

Die ganzheitliche Methode, die in diesem Buch beschrieben wird, ist die des Buchinger Heilfastens: In der originalen Form wird sie heute in den drei Kliniken praktiziert, die den Namen des Gründers Dr. med. Otto Buchinger (1878–1966) tragen.

Seine empirischen Beobachtungen wurden durch die Ärztegesellschaft Heilfasten und Ernährung e.V. (ÄGHE) wissenschaftlich untermauert und weiterentwickelt. Der medizinische Inhalt dieses Buches entspricht den Leitlinien der ÄGHE für die Fastentherapie, die eine Expertengruppe zusammengestellt hat.

Möchten Sie die Kunst des Fastens wiederentdecken? Sich auf die Reise begeben in das Schlaraffenland des leibfreundlichen Verzichtes? Dann blättern Sie die Seiten dieses Büchleins weiter und lassen Sie sich dabei von mir begleiten!

Dr. med. Françoise Wilhelmi de Toledo

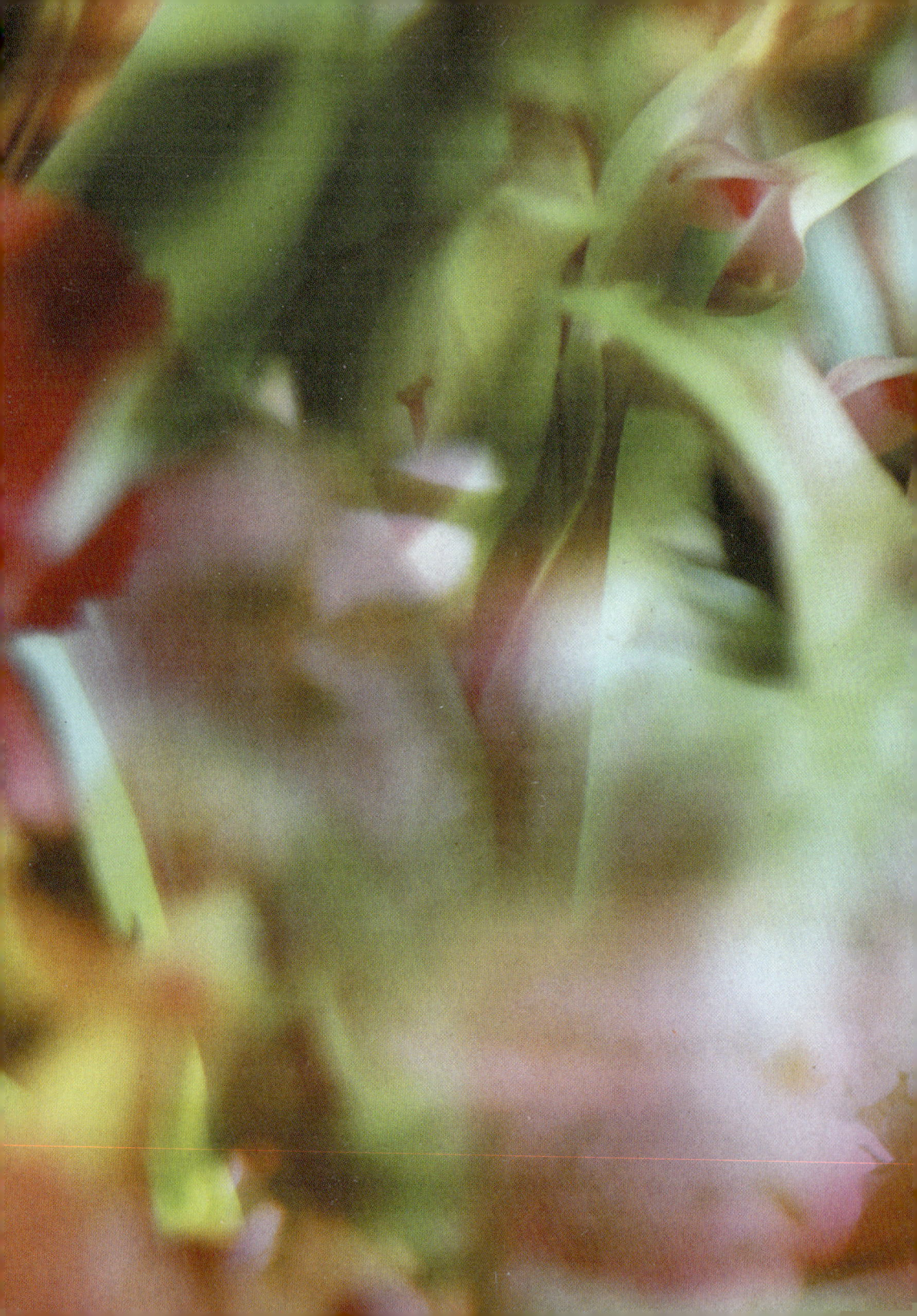

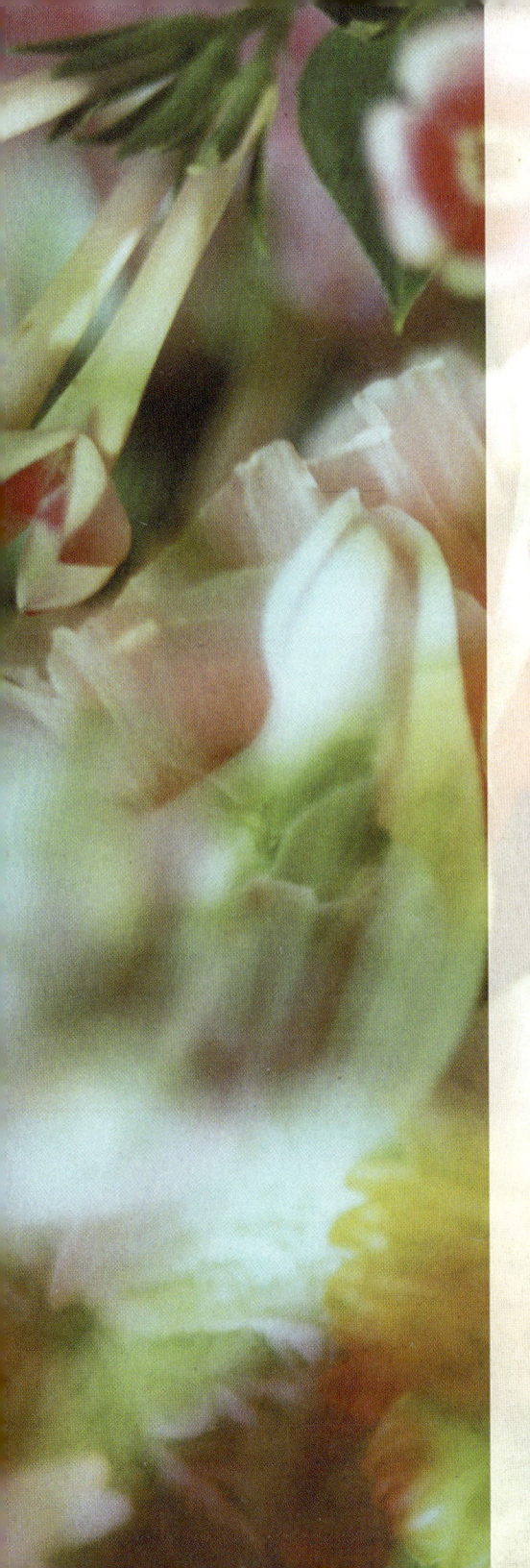

Fasten ist natürlich

Die Natur fastet, Tiere fasten – und auch der Mensch hat die Möglichkeit, seinen Organismus auf Reserve einzustellen.

Fasten ist natürlich

Die ganzheitliche Methode, die in diesem Buch beschrieben wird, ist die des Buchinger Heilfastens.

Es handelt sich dabei um ein modifiziertes Fasten mit Gemüsebrühen, frisch gepressten Obst- und Gemüsesäften mit etwas Honig und einer reichlichen Kräutertee- und Wasserzufuhr. Diese Zusätze sorgen dafür, dass der Fastenstoffwechsel »gezündet« wird: Kleine Mengen Kohlehydrate stimulieren die Fettverbrennung und helfen, mit dem eigenen Körpereiweiß sparsam umzugehen; außerdem werden auf diese Weise natürliche Vitamine und Mineralien zugeführt. Aber glauben Sie nicht, dass das Wesentliche am Buchinger Heilfasten diese tägliche Zufuhr von ca. 250 Kalorien ist!

Das Wesentliche am Buchinger Heilfasten ist sein ganzheitliches Konzept.

■ Das Konzept des Buchinger Heilfastens

- Es ist in der Medizin und in der Physiologie verankert und dennoch bezieht es die beiden anderen traditionellen Dimensionen des Fastens mit ein: die spirituelle und die mitmenschliche. Wenn ein Mensch fastet, tut es seinem Körper gut; wenn eine Gemeinschaft fastet, wächst sie zusammen und in beiden Fällen vereinfacht sich der Zugang zu spirituellen Erfahrungen.

- Die Reise in das »Fastenland« vollzieht sich in vier Etappen: die Planung, die Vorbereitung, das Fasten selbst und die Aufbauphase.

- Die Heilkraft des Fastens für Seele, Körper und Geist kann sich entfalten, wenn sieben Säulen es tragen: Ruhe und Bewegung in einem ausgeglichenen Verhältnis, die Förderung der Ausscheidungsvorgänge, Hilfsmethoden, Betreuung, individuelle Fastenzusätze und »Nahrung für die Seele«.

- Der Fastende wird von einem therapeutischen Team aus unterschiedlichen Bereichen betreut: Medizin, Ernährung, Psychologie, Physiotherapie, Bewegung und Pflege, aber auch Gesundheitspädagogik, Kultur und Spiritualität.

Fasten ist natürlich

Was wird Ihre Belohnung für den zeitweiligen Verzicht auf Gaumenfreuden sein? Reinigung, Entrümpelung, Entschlackung, Entlastung, aber auch Vitalisierung, Energieaufbau, Erneuerung der Kräfte und eine innere Harmonie. Sie gönnen Ihrem Stoffwechsel, Ihrer Leber und Ihren Verdauungsorganen einen Urlaub!

Regelmäßiges Fasten, also freiwilliger Verzicht auf Nahrung für eine begrenzte Zeit, kann ein wichtiges Instrument der Psychohygiene sein: Sich regelmäßig zurückzuziehen und sich bewusst zu werden, ob man noch seine Lebensvision lebt, ob man noch Freude am Leben hat, ob man das Beste in sich entwickelt und gegebenenfalls eine Kurskorrektur vorzunehmen, kann seelischen Erkrankungen vorbeugen. Ideal ist es, wenn alles harmonisch stattfindet; oft werden wir im Leben aber durch Krisen oder Krankheiten zu einer Kurskorrektur gezwungen.

Fasten ist ein ebenso natürlicher Vorgang wie schlafen, gebären, stillen und sterben. Ein hektischer Lebensstil und zu viel Kopflastigkeit können solche natürlichen Funktionen erschweren oder stören. Die Vermittlung von Wissen, z. B. über die Geburtsvorgänge, hat bei vielen Frauen geholfen, Ängste abzubauen und diese Ereignisse harmonisch geschehen zu lassen.

Ich möchte Ihnen vermitteln, was im Körper vorgeht, wenn Sie für eine begrenzte Zeit freiwillig auf die Nahrungsaufnahme verzichten. So werden Sie wissend und können es vertrauensvoll zulassen, dass sich das »Fasten-Programm« einschaltet und so den Verlauf aktiv mitsteuern. Vertrauensvoll deshalb, weil das, was beim Essenden die Nahrung bewirkt, beim Fastenden von den gespeicherten Vorräten übernommen wird.

Keine Angst vor dem Fasten – aber machen Sie es richtig!

Fasten oder »befastet werden« – wenn wir innerlich mitgehen, tiefere Zusammenhänge erfassen, wissen, wie das Fasten zu gestalten ist (...), werden wir weniger ängstlich und mit mehr Schwung fasten.
Niklaus Brantschen SJ

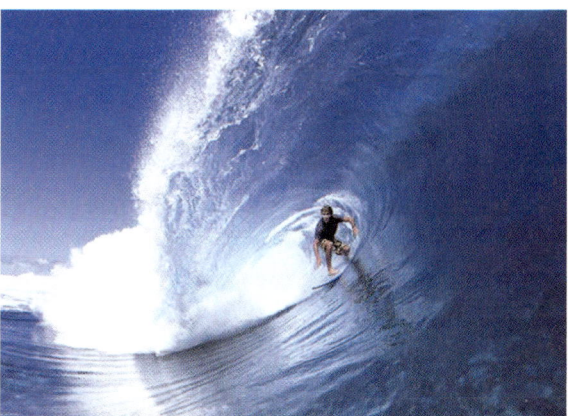

Der aufgeklärte Faster surft auf der Welle.

Fasten ist natürlich

Die Natur fastet

Entdecken Sie ungeahnte Möglichkeiten Ihres Körpers, die in Ihnen verborgen sind, z. B. die Fähigkeit zum Fasten.

Die Fähigkeit zu fasten ist eine Anpassungsleistung an die klimatischen Gegebenheiten unserer Erde. In unserer gemäßigten Klimazone haben wir das Privileg, die Folge der Jahreszeiten zu erleben. Versuchen wir uns vorzustellen, wie die Situation vor der Erfindung der Kühlschränke und Konservierungsmittel war: Der sonnige Sommer bietet den Menschen Früchte, frisches Gartengemüse und viele andere Nahrungsmittel, der Herbst mit seiner Farbenpracht ist die Zeit der Obst- und Getreideernte, Tiere und Menschen legen Fettpolster an. Dann sinken die Temperaturen kontinuierlich bis zum Winter: Da ruht die Erde, die Blätter fallen und die Vegetation legt eine Ruhepause ein. Menschen und Tieren steht lediglich eine beschränkte Menge an haltbaren Nahrungsmitteln zur Verfügung, die im Laufe der Wintermonate immer knapper werden. Das kalorische Defizit wird aus den Körperreserven ausgeglichen, hauptsächlich den Fettzellen.

Genauso, wie die Natur aus dem Winterschlaf erwacht und sich im Frühling Blätter und Blüten entfalten, kann auch der Mensch sein Fasten beenden, um sich schrittweise wieder zu ernähren, was man als Phase des »Aufbaus« bezeichnet (siehe S. 133): Dadurch kommt es im menschlichen Körper ebenso wie in der Natur zu einem kraftvollen Wiederaufbau junger Strukturen, wie er sonst nur beim Kind während der Wachstumsphase bekannt ist.

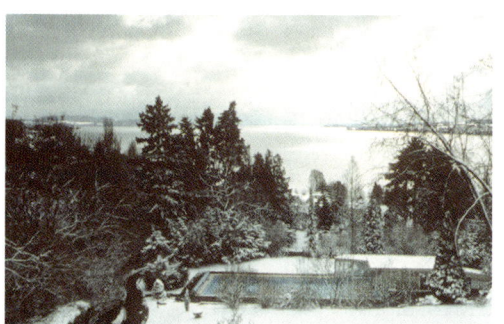

Blick von der Klinik Buchinger über dem Bodensee im Winter ...

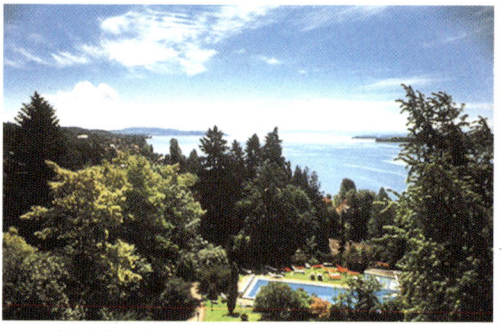

... und im Sommer

Die Fähigkeit, zu fasten, wenn die Nahrung knapp wird, sowie die Fähigkeit, »zu viel« zu essen, wenn es viel Nahrung gibt, war die einzige Überlebenschance für Menschen und Tiere auf einem Planeten mit Klimawechsel. Bald merkte man, dass Fasten Reinigung und Vitalisierung als Begleiterscheinungen mit sich brachte.

Tiere fasten

Bei Tieren stellt sich je nach Saison und Verfügbarkeit der Nahrungsmittel der Stoffwechsel automatisch von äußerer Ernährung auf Nahrung aus den Fettdepots um. Instinktive Nahrungsablehnung ist kein Hungern, daher haben wir uns entschlossen, das Wort Fasten hier beizubehalten – auch wenn die Freiwilligkeit nicht wörtlich genommen werden kann.

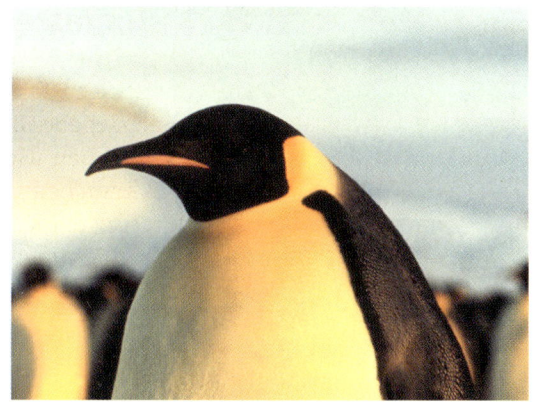

Kaiserpinguin

Der Kaiserpinguin: ein großer Fastenprofi

An dieser Stelle möchte ich Ihnen den Kaiserpinguin (*Aptenodytes patagonicus*) vorstellen, den der Forscher Dr. Yvon Le Maho mit seinem Forschungsteam seit 30 Jahren in der antarktischen Kälte mit Spitzentechnologie untersucht. Der Kaiserpinguin ernährt sich lediglich von Fisch und Krustentieren. Um sich fortzupflanzen, muss er sich landeinwärts begeben, bis zu 180 km vom Meer entfernt. Rund und gut genährte Weibchen und Männchen wandern zu ihrem Brutplatz. Sie werden nun in den nächsten Wochen von ihren Reserven leben: Fett, Mikronährstoffe und auch etwas Eiweiß, die sie – wie die Menschen – sparsam verbrauchen. Kaiserpinguine suchen ihr »Herzblatt« fastend und paaren sich. Das Weibchen legt während des Fastens nach 5–6 Wochen ein Ei.

Nach dieser Leistung macht sich das Pinguinweibchen auf den Weg zum Meer, um seine Körperreserven wieder aufzubauen und gibt dazu das Ei an den glücklichen Vater ab, der es in einer Bauchfalte aufnimmt. Der fette Bauch dient dem werdenden Vater über 65 Tage lang als Speicherkammer und dem Ei als Schutz gegen die Kälte (bis minus 40–50 °C). Kurz bevor die väterlichen Fettreserven aufgebraucht sind schlüpft das Küken.

Nun wird der Kaiserpinguin unruhig und erwartet sehnsüchtig sein Weibchen, weil ihn nach nun 115 Fastentagen ein unwiderstehliches Signal drängt, zum Fischfang ins Meer zurückzuge-

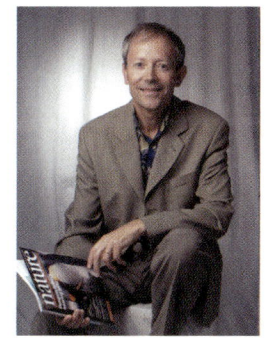

Dr. Yvon Le Maho erforscht den Stoffwechsel fastender Tiere. Das Foto zeigt ihn am Ende eines achttägigen Selbsterfahrungsfastens.

Fasten ist natürlich

Die Fähigkeit, während des Fastens aus der eigenen Körpersubstanz ein 400 g schweres Ei zu produzieren, zeigt die Verwandlungsfähigkeit der Körperstrukturen eines fastenden Organismus. Fastende Kaiserpinguine sind auch während der Mauser fähig, ihre Sommerfedern aufzubauen, wobei sie ca. 1 kg ihres körpereigenen Eiweißes verbrauchen!

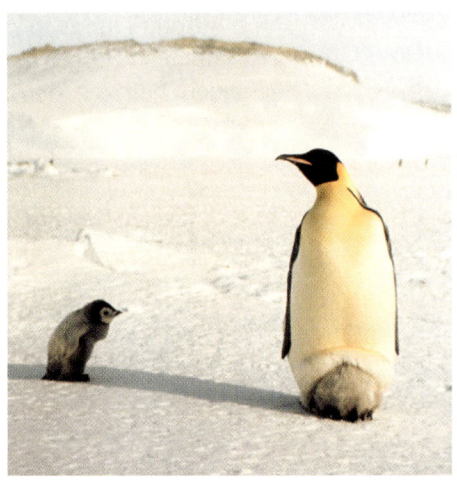

Ein Kaiserpinguin wartet hungrig und »entspeichert« auf sein Weibchen. Neben ihm ein verlassenes Küken, das bald erfrieren wird.

hen. Kommt das Weibchen rechtzeitig zurück, um das Küken zu übernehmen, füttert sie es mit Fisch, den sie tagelang in ihrem Magen konservieren kann. Wenn das Weibchen nicht rechtzeitig zurückkommt (z. B. wenn es umgekommen ist), verlässt das Männchen sein Küken, das nicht allein überleben kann – so stark ist das Signal des Stoffwechsels, seine Körperreserven wieder aufzubauen!

Die Forscher rätseln: Woher weiß der Pinguin, dass er sein Fasten abbrechen muss?

Während des ganzen Fastens – mit Ausnahme der ersten Tage – ist das REE (Resting Energy Expenditure oder Ruhe-Energieumsatz) reduziert. Wenn die Fettreserven so weit verbraucht sind, dass das Tier nur noch so viel Energiereserven hat, um damit bis zum Meer laufen zu können, nehmen die Signale des sympathischen Nervensystems zu, die das REE erhöhen: Das Tier wird unruhig, hypermotorisch – es muss weg. Bei dem Lauf zum Meer verbraucht das Tier nicht nur seine letzten Fettreserven, sondern auch zunehmend Eiweiß. Dieses Phänomen wird vollständig rückgängig gemacht, wenn der Pinguin wieder rechtzeitig Nahrung bekommt.

Dieses Signal – ähnlich dem Signal eines Autotanks, der auf Reserve umschaltet – wurde kürzlich auch in der Endphase der Magersucht beschrieben und entspricht vielleicht dem von alten Fastenärzten beschriebenen »wahren Hunger« des Menschen am Ende eines mehrwöchiges Fastens.

▬ Drei Arten Hungergefühle

In den ersten drei Tagen des Fastens kommt es, bevor die Umstellung vollzogen ist, manchmal zu Hungergefühlen, deren Zeichen Leeregefühl und Magenknurren sowie Speichelfluss sind – ähnlich wie im Alltag vor einer Mahlzeit.

Im Fastenverlauf sind es eher Gelüste und Appetit, die durch die Vorstellung von gewissen Nahrungsmitteln entstehen können, aber selten körperlichem Hunger entsprechen.

Der »wahre Hunger« dagegen soll eine überwältigende Empfindung sein, die sich meist nach mehr als 40 Fastentagen bei normalgewichtigen Menschen mit »gebieterischer Wucht nicht nur im Magen, sondern durch starkes Würgen im Schlund und Schluckreiz manifestiert.« So beschreibt ein alter Fastenarzt dieses »Signal« als Zeichen für das Ende der Reserven (das ich persönlich so nie beobachten konnte).

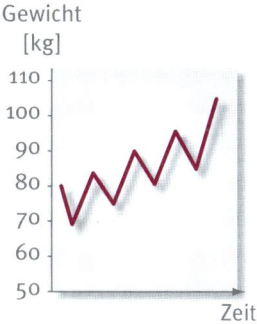

Ab- und Zunahme über das Ausgangsgewicht hinaus: der so genannte Jo-Jo-Effekt

Natürlicher Jo-Jo-Effekt bei vielen Tieren

Natürlich lebende Menschen und Tiere nehmen je nach Saison und Nahrungsverfügbarkeit ab und wieder zu bis zu ihrem Ausgangsgewicht, und das jedes Jahr. Eine saisonabhängige Gewichtsvariation ist normal und stellt eine Art natürlichen »Jo-Jo-Effekt« dar. Zu Unrecht – wie ich meine – wird als Jo-Jo-Effekt bezeichnet, wenn Übergewichtige mit irgendwelchen Diäten stark abnehmen und anschließend unkontrolliert über das Ausgangsgewicht hinaus wieder zunehmen.

Der Kaiserpinguin fastet in verschiedenen Abschnitten bis zu 6 Monate im Jahr und entsprechend schwankt sein Körpergewicht – und das über durchschnittlich 35 Jahre: ein natürlicher

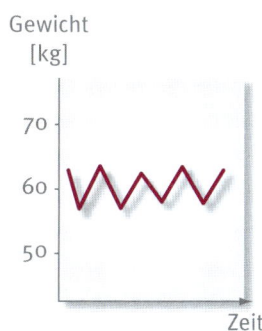

Natürliche Ab- und Zunahme des Gewichtes

Jo-Jo-Effekt. Er wird dabei nicht jedes Jahr fetter, sondern kehrt zu seinem Vorfastengewicht zurück. So geht es auch normalgewichtigen Menschen, die nach Buchinger fasten.

Soziales Verhalten, das Leben rettet

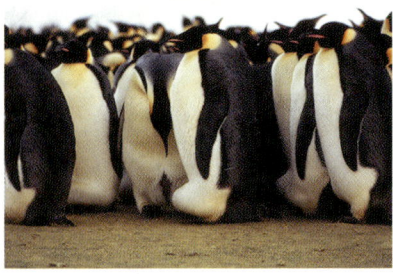

Kaiserpinguine schützen einander gegen die Kälte: Von −48 °C (äußere Temperatur) kann die Temperatur in der Mitte der Gruppe bis +35°C steigen!

Auch über Gruppenverhalten können uns fastende Pinguine etwas lehren: Um die einzelnen Individuen gegen die eiskalten Stürme (bis 200 km pro Stunde) zu schützen, dreht sich die gesamte Pinguinkolonie kontinuierlich und spiralförmig um sich selbst, so dass die in den äußeren Schichten stehenden Tiere schrittweise zum Zentrum gelangen, wo die eng aneinander gepressten Körper Wärme ausstrahlen – eine Art »instinktive Nächstenliebe«!

Zugvögel fasten – *der* Schlüssel zum Eiweißverbrauch

Vögel sind bekannt als Nomaden der Lüfte, die in futterreiche Länder fliegen, wenn die kalte Jahreszeit beginnt. Oft sind sie tagelang unterwegs, fressen und trinken nicht und betätigen sich dabei intensiv. Sie benutzen zwar günstige Windströmungen, um ihre Körperreserven zu schonen, sind aber auf gewissen Strecken gänzlich auf die eigenen Körperreserven (Fett, Eiweiß, Mikronährstoffe und vor allem Wasser) als Energie- und Nährstoffquelle angewiesen. Um Wasser zu sparen verfügen sie über die Möglichkeit, den Wasserdampf der abgeatmeten Luft in ihrem Schnabel zu kondensieren und dann wiederzuverwerten. Um mit dem Wasserhaushalt sparsamer umzugehen, fliegen Schwäne streckenweise in 8 000 m Höhe, bei Temperaturen bis −48 °C!

Ein erstaunliches Beispiel dieser Fastenkunst ist ein Kolibri (*Archilochus colubris*), der 5 g schwer ist und 2 g Fett verbraucht, um mehr als 1 000 km ohne Pause von New York über den Golf von Mexiko nach Zentralamerika zu fliegen. Zum Vergleich: Ein kleiner Jet braucht 800 l Kerosin für diese Strecke!

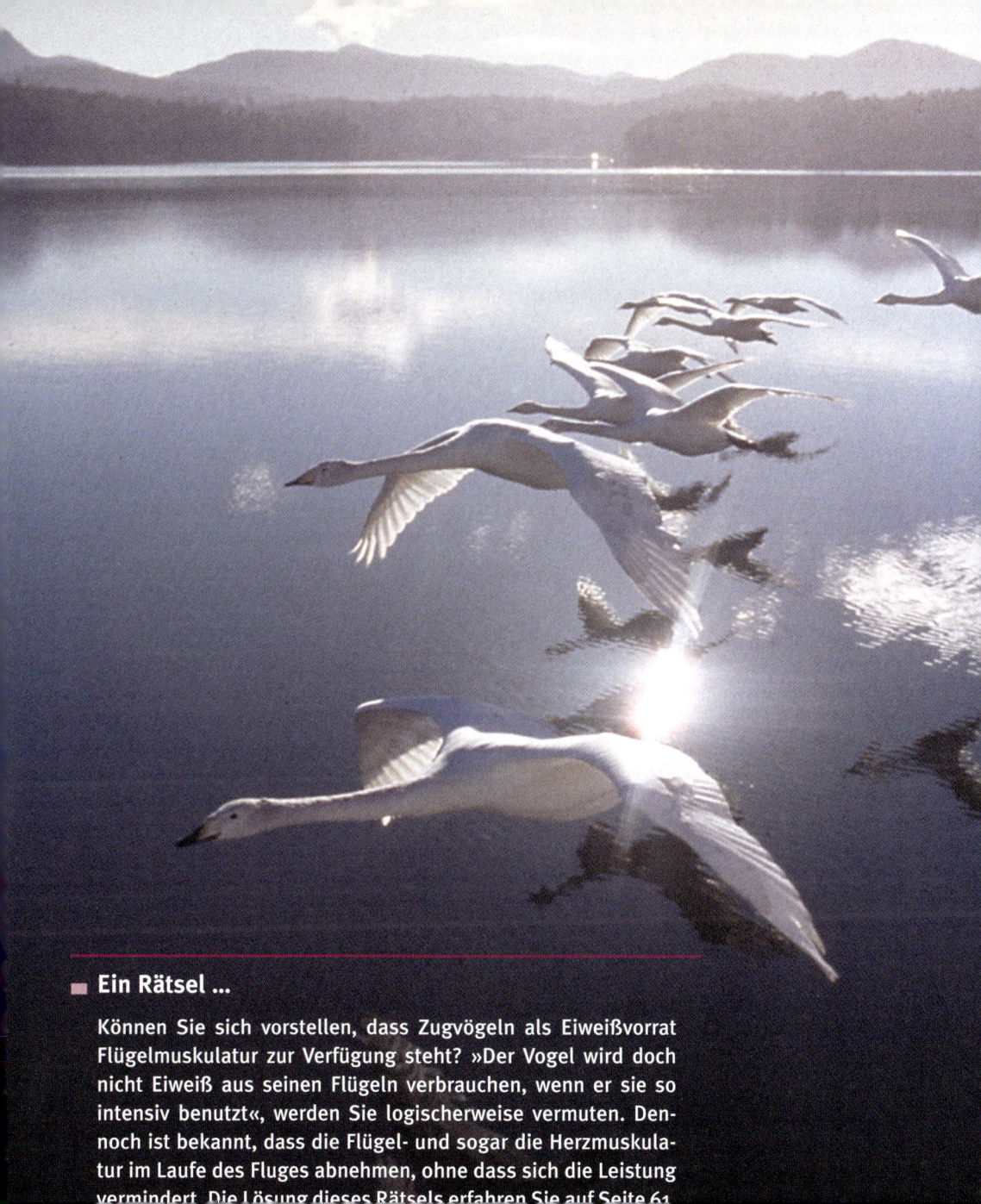

■ Ein Rätsel ...

Können Sie sich vorstellen, dass Zugvögeln als Eiweißvorrat Flügelmuskulatur zur Verfügung steht? »Der Vogel wird doch nicht Eiweiß aus seinen Flügeln verbrauchen, wenn er sie so intensiv benutzt«, werden Sie logischerweise vermuten. Dennoch ist bekannt, dass die Flügel- und sogar die Herzmuskulatur im Laufe des Fluges abnehmen, ohne dass sich die Leistung vermindert. Die Lösung dieses Rätsels erfahren Sie auf Seite 61.

Auch Menschen können fasten

Offenbar ist es ebenso schwierig mit dem Überfluss richtig umzugehen, wie mit einem Mangel fertig zu werden.
Dr. Heinz Fahrner

Nicht nur Tiere, sondern auch Menschen fasten, wenn keine Nahrung verfügbar ist, z. B. im Winter oder während der Monsunzeit.

Aus der Notwendigkeit, nahrungsarme Zeiten zu überbrücken, entwickelten die Menschen die Fähigkeit, Reserven anzulegen, um sie beim Fasten zu mobilisieren: Fettgewebe als Brennstoff, Vorräte an Vitaminen sowie funktionelle Reserven an Eiweiß, Mineralien und essenziellen Fetten.

Freiwillig kann ein Mensch jederzeit diese Fähigkeit nutzen und aus seinen Fettdepots leben. Wenn zur Vorbeugung und Behandlung von Krankheiten gefastet wird, ist die medizinische Umgebung und Betreuung jedoch unentbehrlich. Auch wenn eine Methode wie die des Buchinger Heilfastens verwendet wird, ist es ratsam, sich fachlich betreuen zu lassen.

Jahreszeitbedingte Gewichtsveränderungen bei Frauen in Gambia: ein wahrer Jo-Jo-Effekt

Dr. Andrew Prentice, ein englischer Forscher, beobachtete in einer Stoffwechselstation in Gambia (Westafrika) eine Bevölkerungsgruppe, die arm und naturnah lebt. Er veröffentlichte eine Studie, in der 20 000 Frauen im gebärfähigen Alter über 10 Jahre lang regelmäßig gewogen wurden. Diese hatten im Durchschnitt ein Gewicht von 53 kg und verloren jedes Jahr ca. 5 Kilo während der Monsunzeit, in der bekannterweise weniger Nahrung zur Verfügung steht. Es handelte sich dabei um ein partielles Fasten. Die Frauen nahmen ab bis auf durchschnittlich 48 kg, anschließend nahmen sie wieder zu bis zum Ausgangsgewicht. Diese regelmäßige jährliche Gewichtsschwankung – ähnlich der von Tieren – schien keine Gesundheitsnachteile mit sich zu bringen. Verglichen mit gleichaltrigen, kontinuierlich wohlgenährten englischen Frauen wiesen die gambischen Frauen sogar weniger Osteoporose auf, was wahrscheinlich auf ihre starke körperliche Aktivität zurückzuführen ist.

Jährliches Fasten als Teil der Lebenshygiene – Schwester Irmgard Rodde

Schwester Irmgard Rodde werden Sie bestimmt kennen, wenn Sie schon einmal in der Klinik Buchinger am Bodensee gefastet haben. Geboren 1928 arbeitet sie heute nach wie vor mit Schwung und großer Fachkompetenz in der Betreuung von Fastenden. Dabei fastet die gesunde, dynamische Oberschwester a. D. selbst jährlich seit mehreren Jahrzehnten. Nach dem Krieg hatte sie den Süßspeisen übermäßig zugesprochen und, wie sie selbst sagt, eine »Süßsucht« entwickelt. Von Dr. Otto Buchinger bekam sie zu hören: »Sie sind zu fett, sie müssen fasten!« So normalisierte sich ihr Gewicht durch ein erstes Fasten, das sie

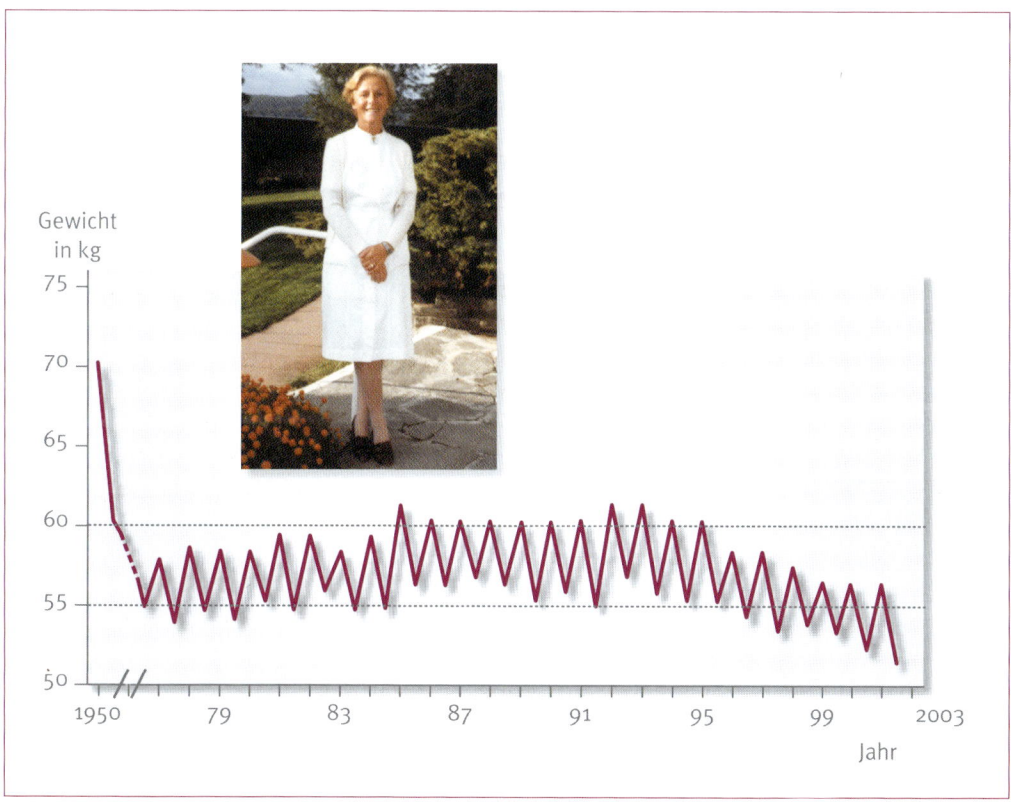

Gewichtsverlauf bei 27 Fastenkuren von Schwester Irmgard, *1928

Fasten ist natürlich

berufsbegleitend als damals 22-jährige Krankenschwester durchführte. »Nach einem 21-tägigen Fasten nahm ich von 70 kg auf 60 kg ab (bei einer Größe von 1,64 m) und die Süßsucht verschwand«, erinnert sie sich.

»Nach meiner letzten Fastenkur – es war hoffentlich *nicht* die letzte – hatte ich das Gefühl, als könnte ich wie ein Vogel abheben! Ich muss gestehen, ich habe eine neue Sucht: jedes Jahr einmal zu fasten. In der Clinica Buchinger Marbella in Spanien habe ich nun schon 26 Kuren durchgeführt und ich freue mich schon wochenlang vorher darauf. Mein Normalgewicht halte ich sowieso schon lange.«

Jedes Jahr nimmt die normalgewichtige Krankenschwester beim 14-tägigen Fasten ca. 5 kg ab – und langsam im Laufe der nächsten Monate wieder bis zu ihrem Ausgangsgewicht zu.

Erfahrungen von zwei großen Fastenärzten

Dr. Otto Buchinger

Fasten zur Heilung von Rheuma

Dr. Otto Buchinger, damals Sanitätsoffizier der Kaiserlichen Marine, erkrankte im Kriegsjahr 1917 nach einer Streptokokkeninfektion der Mandeln an schwerem, akuten, dann in chronischen Zustand übergehenden Gelenkrheuma (rheumatisches Fieber). Daher musste er als Vollinvalide im März 1918 im Alter von 40 Jahren aus dem Dienst entlassen werden.

Schwer leidend und bewegungsbehindert folgte er dem Rat eines Bekannten, eine Fastenkur bei Dr. Riedlin in Freiburg durchzuführen.

»Diese Kur von 19 Tagen rettete mir wahrhaftig Existenz und Leben. Ich war schwach, mager, aber ich konnte wieder alle Gelenke bewegen«, schreibt Dr. Buchinger in seinen Lebenserinnerungen. Der ehemals Invalide war für immer geheilt, gesund und arbeitsfähig geworden (und blieb es bis zu seinem Tod im 89. Lebensjahr)! »Diese stärkste aller Kuren« bestimmte den weiteren ärztlichen Weg Dr. Buchingers. 1920 nahm er die ersten stationären Fastenpatienten auf. Mit zunehmenden Erfol-

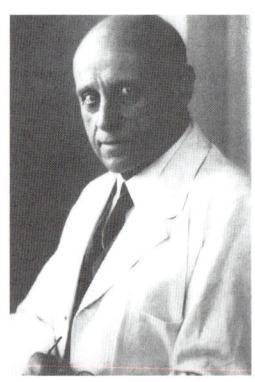

Dr. Otto Buchinger

gen wuchs die Zahl der Hilfe- und Heilsuchenden; die ins Fasten gesetzten Hoffnungen bestätigten alle Erwartungen. Heute sind die therapeutischen Wirkungen des Fastens bei Gelenkerkrankungen wissenschaftlich gut dokumentiert.

Dr. Heinz Fahrner

Dr. Heinz Fahrner, ein Schüler und Nachfolger Dr. Buchingers, schreibt in seinem Buch »Fasten als Therapie«: »Fasten ist der stärkste Appell an die natürlichen Selbstheilungskräfte des Menschen, sowohl leiblich wie seelisch gesehen.« Dr. Fahrner selbst konnte die Fähigkeit des Menschen, aus den eigenen Reserven zu leben, während der Gefangenschaft nach dem zweiten Weltkrieg beobachten. Während des einwöchigen Transportes von Lindau nach Larzac bei Marseille bekamen die Gefangenen nur Wasser, keine feste Nahrung. Trotz der extremen Not überstanden alle Soldaten diese Zeit. »Durch den deutlichen Gewichtsverlust schlotterten die Uniformen an den Körpern der früher wohlbeleibten Offiziere«. Nach ihrer Ankunft in Frankreich wurden die Gefangenen noch zu einem Parademarsch gezwungen. Aber auch das ging. Fahrner erinnert sich, dass niemand »aus den Latschen gekippt« sei. Alle hätten diese Zeit ohne Nahrung trotz Not und Elend »erstaunlich gut« überstanden. Rückblickend sagt er nachdenklich dazu: »Ein seltsames erstes ‚Fastenerlebnis'«.

Fasten zur Aktivierung der Selbstheilungskräfte und als Stoffwechsel-Training

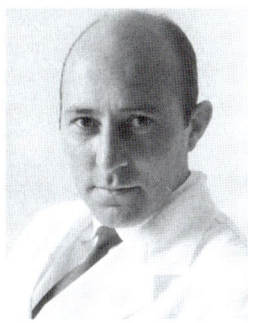

Dr. Heinz Fahrner

In späteren Jahren als Chefarzt der Klinik Buchinger am Bodensee fastete er regelmäßig präventiv und als »Stoffwechseltraining«, denn er meinte, dass das Fasten viele biochemische Vorgänge im Körper trainiert – eine Art Selbstmedikation. Heute basieren einige Anti-Aging-Techniken auf dem gleichen Prinzip: Beispielsweise wird bewusst eine Mahlzeit ausgelassen (»Dinner cancelling«), um die Produktion von Wachstumshormonen auszulösen.

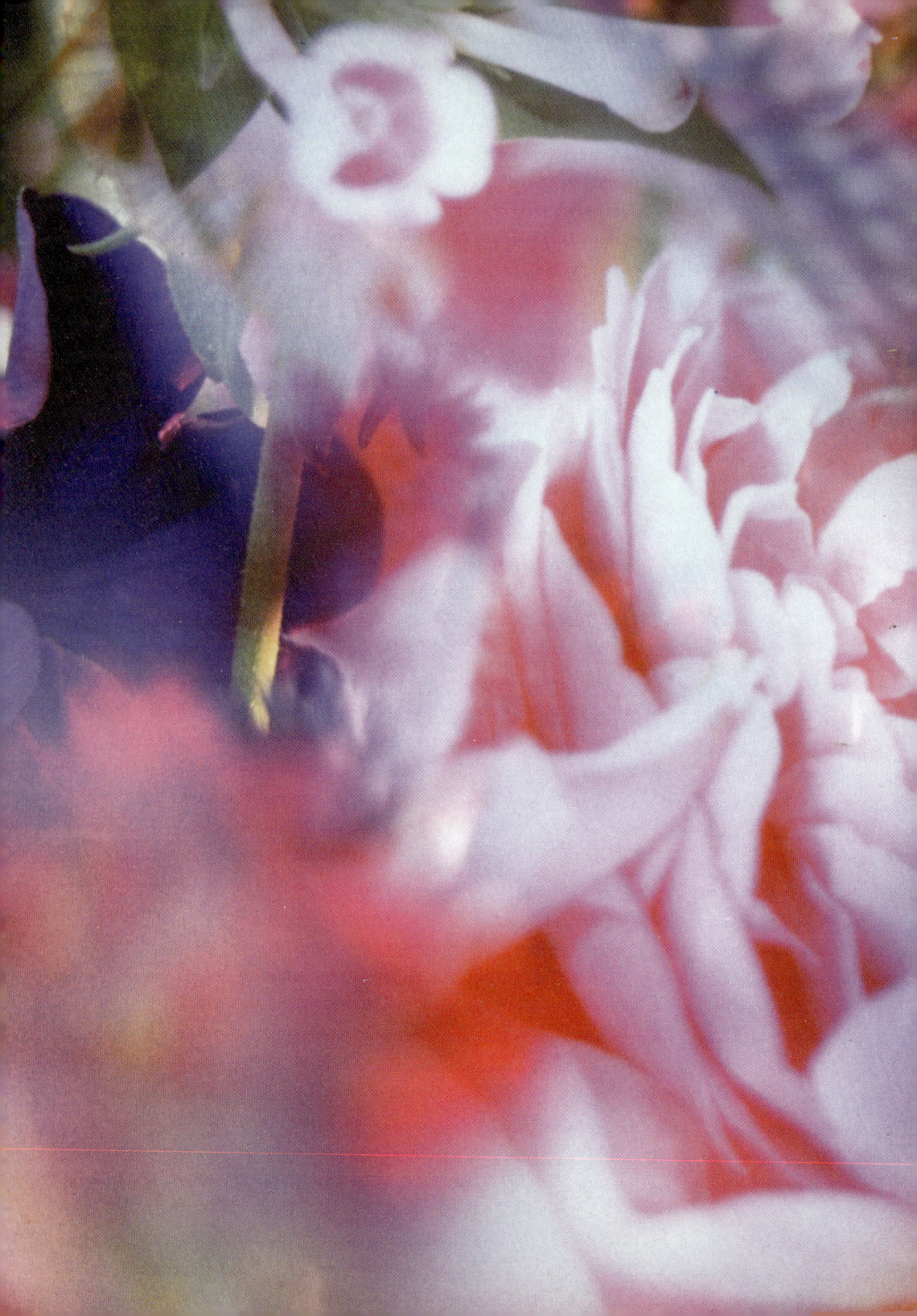

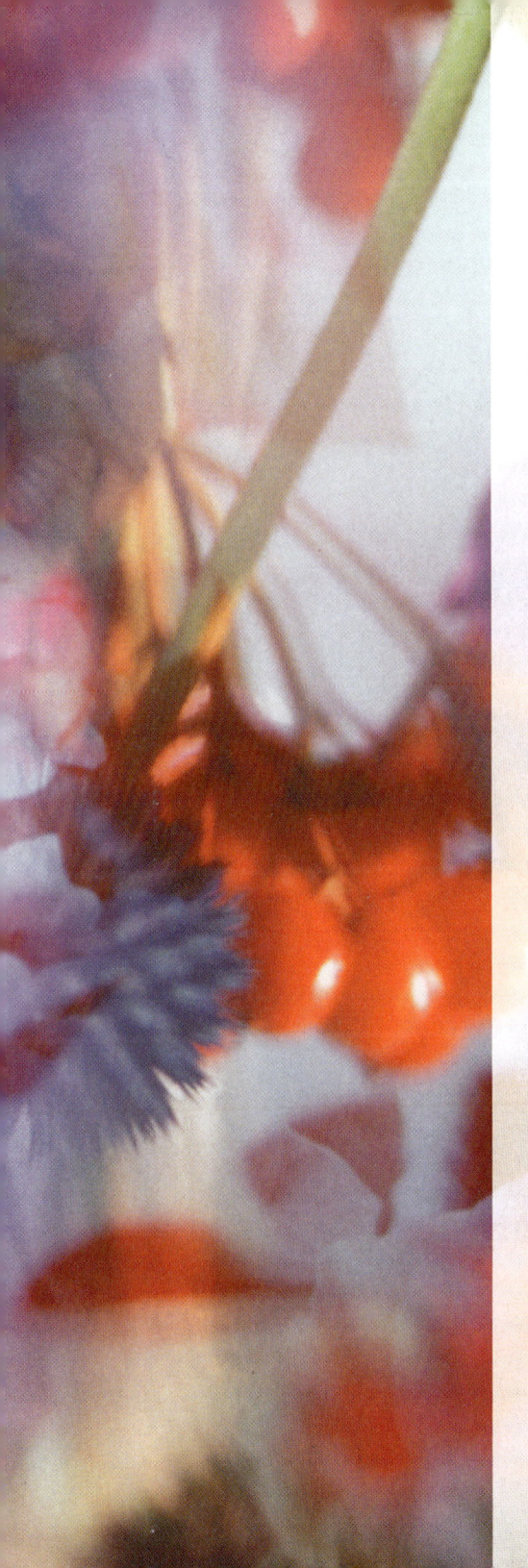

Die drei Dimensionen des Fastens

In vielen Kulturen wird das Fasten als Möglichkeit gesehen, das Bewusstsein zu öffnen und in spirituelle Bereiche vorzudringen.

Die drei Dimensionen des Fastens

Fasten, Beten, Almosen geben

Es gibt – analog zu Esskulturen – Fastenkulturen, die stark durch religiöse Traditionen geprägt wurden. Immer wird das Fasten mit dem Beten und dem »Almosen geben« verbunden: also Fasten in drei Dimensionen.

Sie fragen sich wahrscheinlich, was diese Begriffe noch heute bedeuten: Der Jesuitenpater Niklaus Brantschen hat in seinem Buch »Fasten neu erleben« diese drei Dimensionen zeitgemäß »übersetzt«:

In Anlehnung an Augustinus schreibt Niklaus Brantschen, SJ: »Das Gebet und die tätige Nächstenliebe sind die zwei Flügel des Fastens ohne die es nicht abheben kann.«

- Fasten, die körperlich-medizinische Dimension, steht für die physiologischen Vorgänge und die medizinisch-therapeutische Anwendung.
- Beten, die spirituelle Dimension, ergibt sich im Fasten durch den natürlichen Zugang zu einem höherem Bewusstseinszustand, der in allen großen Weltreligionen angestrebt wird.
- »Almosen geben« (oder tätige Nächstenliebe, Barmherzigkeit), die mitmenschlich-soziale Dimension, beschreibt die erhöhte Fähigkeit von Fastenden, den Nächsten wahrzunehmen und

Das Fasten in der jüdisch-christlichen Tradition

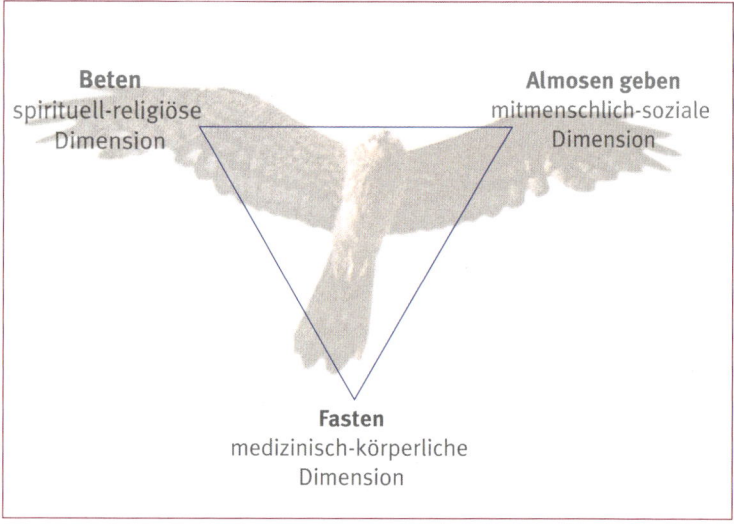

Beten
spirituell-religiöse
Dimension

Almosen geben
mitmenschlich-soziale
Dimension

Fasten
medizinisch-körperliche
Dimension

die Gruppendynamik, die entsteht, wenn Menschen gemeinsam fasten.

Medizinisch richtiges und freiwilliges Fasten, in der Wahrnehmung von Bedürfnissen anderer Menschen und verbunden mit dem Göttlichen, ist die ideale Form des menschlichen Fastens. In der christlichen Tradition mündet das Fasten in das Osterfest, ein Symbol für neues Leben.

Die medizinisch-körperliche Dimension (Fasten)

In der religiösen Fastentradition wurde der Körper oft vernachlässigt oder gar kasteit. Es ist das Verdienst von Ärzten wie Dr. Otto Buchinger und seinen Nachfolgern, die medizinische Betreuung und Pflege des Körpers während des Fastens im Sinne einer »leibfreundlichen Askese« entwickelt und zur Heilung von Krankheiten eingesetzt zu haben. Die Buchinger-Schule hat im Laufe des 20. Jahrhunderts eine eigene Methodik des ganzheitlichen Fastens entwickelt (siehe Kapitel 9).

Renaissance einer leibfreundlichen Askese

Die spirituell-religiöse Dimension (Beten)

Communauté de Grandchamp

In diesem Zusammenhang denke ich an die Ordensschwestern der ökumenischen Communauté de Grandchamp am Lac de Neuchatel in der Schweiz, bei der ich seit mehr als 20 Jahren eine Fastengruppe medizinisch betreue unter der spirituellen Leitung von Schwester Christiane Meroz. Diese fortschrittlichen Schwestern wollten sich die alte Tradition des Fastens wieder aneignen, aber mit medizinisch korrekter Methodik und im Sinne einer »leibfreundlichen« Askese. So fastete die gesamte Gemeinschaft nach der Methode Buchinger, die ich ihr schrittweise nahe brachte. Nach vier Tagen, als alle die Umstellungsphase überwunden hatten, beschlossen die Schwestern, ihr Fasten dem Weltfrieden zu widmen. Ich war sehr beeindruckt; denn als Ärztin sah ich sonst nur Menschen, die vor allem für ihre Gesundheit, für ihr Gleichgewicht oder ihr Gewicht fasteten.

Fasten für den Frieden

Wenn du aber fastest, so salbe dein Haupt und wasche dein Angesicht, auf dass du nicht scheinest vor den Leuten mit deinem Fasten, sondern vor deinem Vater, welcher im Verborgenen ist; und dein Vater, der in das Verborgene sieht, wird dir's vergelten.
Matthäus 6, 17-18

Die Botschaft der Religionen ist: Fasten dient nicht nur einem selbst, der eigenen Gesundheit und Schönheit, sondern ist auf ein »DU« ausgerichtet, auch wenn alleine gefastet wird. Die kirchlichen Fastenrituale und -gebote wollen Menschen vor egozentrischer, show-orientierter Verzicht-Leistung schützen.

Gandhi

> Was die Augen für die äußere Welt sind, ist das Fasten für die innere Welt.
> Gandhi

Mahatma Gandhi ist eine große Figur Indiens: Seine »Waffen« waren Gewaltlosigkeit, Glaube und Fasten. Seine mehrwöchigen Fastenzeiten sind berühmt geworden im Zusammenhang mit der Unabhängigkeit Indiens und dienten der Erneuerung seiner spirituellen Kräfte. Es waren keine Hungerstreiks, sondern eine körperliche Form des Gebetes.

Fasten für den Frieden wird heute nach dem Beispiel Gandhis durch verschiedene Gruppen vertreten. Zum Beispiel in der Communauté de l'Arche, von Lanza del Vasto in Frankreich gegründet, pflegten zwei Mitglieder, die zerstritten waren, zu fasten, bis sich die Lösung ihres Konflikt ergeben hatte.

Ramadan

Die drei Säulen der jüdisch-christlichen Fastentradition (Fasten, Beten, Almosen geben) werden im Islam erweitert durch zwei weitere: das Glaubensbekenntnis und die Pilgerschaft nach Mekka.

Während der islamischen Fastenzeit »Ramadan« soll ein Monat lang zwischen Sonnenaufgang und Sonnenuntergang weder gegessen noch getrunken werden. Dabei wird die mitmenschlich-soziale Dimension besonders gepflegt: Jeden Tag versammeln sich die Familien zum Beten. Einmal am Tag nach dem Sonnenuntergang wird ein rituelles Fastenmahl eingenommen. Der Platz für den Armen soll am Tisch frei gehalten werden.

Sie werden vielleicht wissen, dass diese wie auch andere sinnvolle Traditionen nicht mehr überall eingehalten wird; aus Angst vor dem Mangel wird oft während der ganzen Nacht gegessen und so leider verhindert, dass das Wesentliche geschieht: die Umstellung auf den Fastenstoffwechsel.

Jom Kippur

Zwischen dem jüdischen Neujahr und dem Tag der großen Vergebung, dem Jom Kippur, sollen sich die Juden 10 Tage der Umkehr (Teshuva) und Besinnung widmen. Die letzten 24 Stunden dieser Zeit, am Tag des Jom Kippur, wird weder getrunken noch gegessen und in der Synagoge gebetet.

Die mitmenschliche-soziale Dimension (Almosen geben)

Was bedeutet für Sie »Almosen geben«? Im wörtlichen Sinn wahrscheinlich Geld für einen guten Zweck spenden. So lehrt es uns ein altchristliches Weisheitsbuch: »Wenn einer nichts zu geben hat, faste er und bringe seinen Brüdern das, was er an jenem Tag ausgegeben hätte.«

Almosen geben bedeutet aber nicht nur, etwas von seinem Überfluss zu verschenken. Es kann auch so etwas wie »Wahrnehmung des Anderen« bedeuten. Fastende Menschen wie fastende Pinguine (siehe S. 18) neigen dazu, sich gegenseitig zu unterstützen und toleranter miteinander zu sein. Die sozialen Barrieren fallen, die Menschen werden auf ihre existentielle Gleichheit zurückgeworfen. In einer Fastengruppe geht das Aggressionspotenzial zurück, die Emotionen sind weniger unterdrückt, die Menschen öffnen sich und können freier ins Gespräch kommen. Es entstehen nicht selten nachhaltige Beziehungen.

»Verzicht macht offen für die Not des Anderen«, sagt Niklaus Brantschen. In unseren Industrieländern wissen wir zwar, dass wir nach dem Fasten wieder essen können, dennoch können wir uns leichter vorstellen, wie Hungernde leiden müssen.

Fasten heute – Übung einer zeitgemäßen Spiritualität

Der Anfang jedes spirituellen Erlebnisses ist es, Zeit zu haben – Sie haben Zeit, wenn Sie fasten. Auch geht es um das Geschehen lassen. Im Fasten werden die gespeicherten Nährstoffe nach Bedarf vom Körper herangezogen, ohne aktiven Einfluss des Willens. Stille gehört ebenfalls zur spirituellen Erfahrung: Beim Fasten tritt eine besondere Ruhe im Körper ein, weil das Kraftwerk der Nahrungsaufnahme und -verarbeitung mit seinen Synthesen, Transporten von Nährstoffen, Säfteproduktionen und Magen-Darm-Bewegungen nicht mehr den Tagesrhythmus bestimmt, sondern zurückgefahren wird. Oft stellt sich eine harmonische Stimmung bis hin zu Glücksgefühlen ein (siehe auch S. 75). Alle Verhaltensmuster werden im Fasten unterbrochen: Wie mit einem Quantensprung kommt man in einen neuen Zeitraum. Die spirituelle Herausforderung besteht darin, diesen freien Raum zu bejahen und vertrauensvoll entstehen zu lassen.

Die Diätetik der Seele – von Dr. Otto Buchinger

Während des Fastens geht es dem Körper gut, aber die Seele hungert. Dr. Otto Buchinger

Wenn Sie noch am Anfang Ihrer Verzichtkarriere stehen, werden Sie wahrscheinlich nicht in dauernder Kontemplation leben. Dr. Buchinger empfiehlt, diesen Zeitraum mit »Diätmitteln der Seele« zu beleben. 1947 beschrieb er die neun Elemente, die für ihn persönlich – nicht nur beim Fasten – wichtig waren:

- Reichliche, sinnvolle, geregelte, pflichtgemäße und gern getane Arbeit mit den entsprechenden Pausen.
- Das Lesen. »Der geistig bewegte Mensch, der immer strebend sich bemüht, muss lesen.«
- Die Guten Begleiter. »Ich glaube, dass wir Menschen unsichtbare Begleiter haben und jeder von uns hat überdies einen Schutzengel. Wie gewinne ich gute Begleiter? Antwort: Durch

entsprechende Lockspeise dieser Wesen, durch geistige Nahrung: memorierte Sprüche, Mantren, Stoßgebete, glückliche eigene Prägungen, passende Lyrikstellen, Verse aus Psalmen und Hymnen, ort- und zeitgerechte Wendungen aus Dramen, Stellen aus dramatischen Monologen und – last but not least – Strophen herzhafter Kirchenlieder.«

Auch Sie werden im Fasten Zeit haben wahrzunehmen, was Ihre Seele nährt: So fällt der Verzicht auf Materielles leichter.

- »Die Natur: ein Heilbad. Man gehe, man wandere mehr.«
- Die Musik. »Der Rhythmus, der Klang und die Melodie wirken immer auf Mensch und Tier (wer weiß, vielleicht auch auf die sensible Pflanze!) durchaus beeindruckend, umstimmend, vom seelischen Gefüge aus bis ins Körperliche hinein alterierend.«
- Die Bildkunstbetrachtung. »Was von den Wänden grüßt, gehört zur Nahrung unserer Seele.«
- Der Humor. »Der goldene Segen einer gewissen charakterlichen Gottesgabe. Ist er angeboren? Und *hat* man ihn? Oder fehlt er mitunter hoffnungslos? Lässt er sich vielleicht gewinnen oder jemandem beibringen? Gesegnet ist jedenfalls, wer ihn hat, denn das gehört zur besten gesundheitlichen Ausrüstung der Seele.«
- Das Nebenamt. »Es ist natürlich der Dienst an einer Menschheitsaufgabe gemeint.«
- Die »Meditation« und »Adoration«, das Nachdenken über den Sinn meines Lebens und die Anbetung.

Otto Buchinger, Auszüge aus »Die Hygiene des inneren Menschen« (1947)

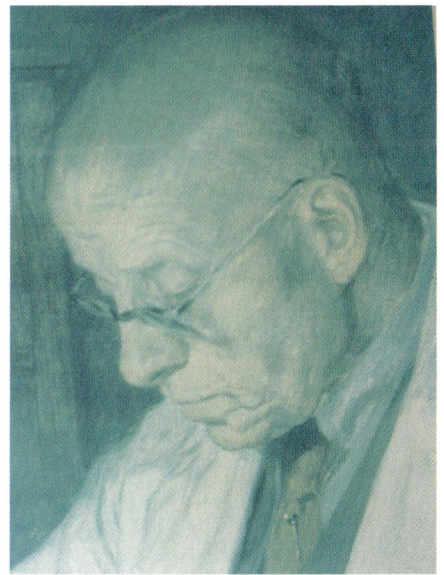

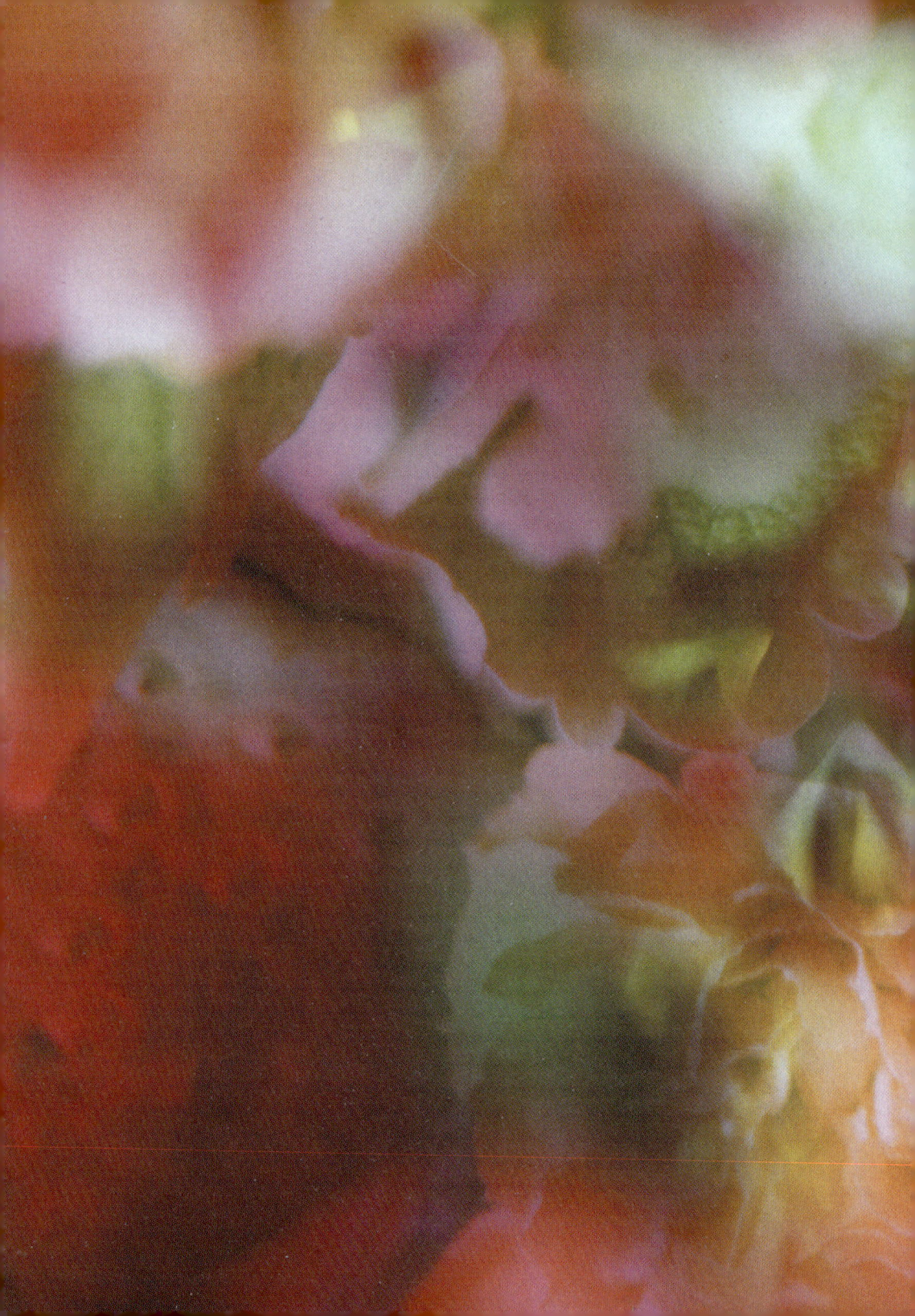

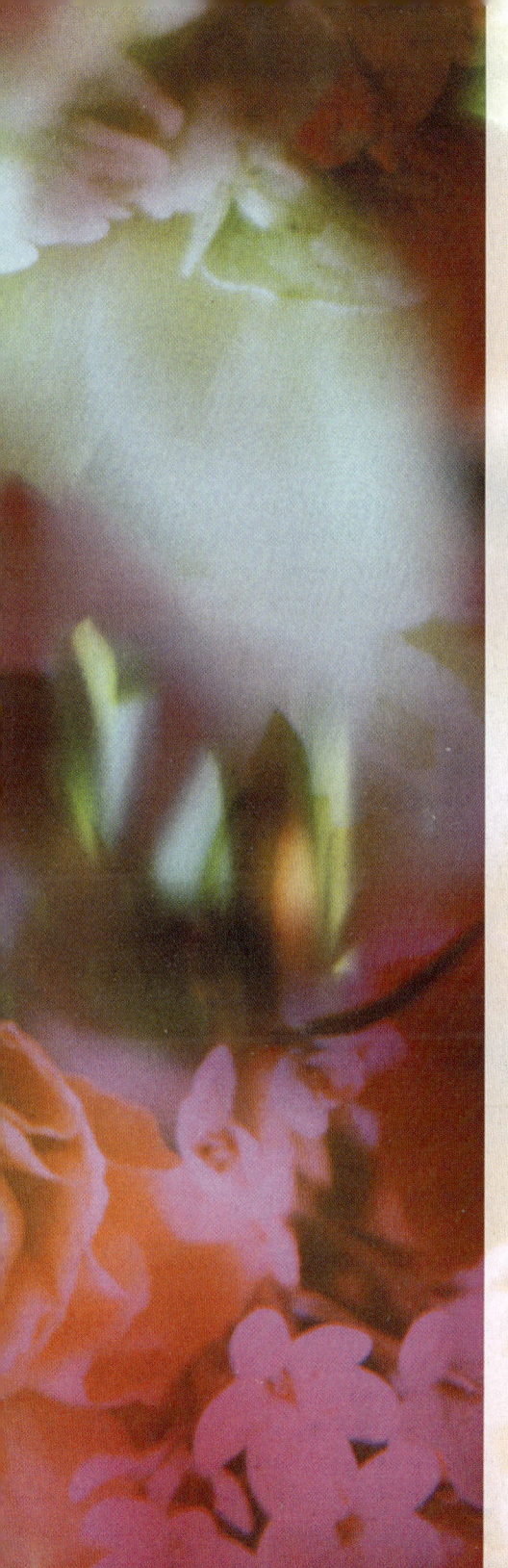

Medizinisches Fasten

Im folgenden Kapitel erfahren Sie mehr über die medizinischen Hintergründe des Fastens und darüber, was in Ihrem Körper passiert, während Sie fasten.

Geschichte des medizinischen Fastens im 20. Jahrhundert

Um die Jahrhundertwende erlebte das medizinische Fasten in den USA und in Europa eine Renaissance. Wie Sie in der nebenstehenden Abbildung sehen können, zeichneten sich zwei Tendenzen ab: einerseits die Entschlüsselung der Fastenphysiologie durch die Wissenschaft, andererseits eine Weiterentwicklung des traditionellen Fastens.

Einige Wissenschaftler beobachteten sich selbst beim Fasten, beispielsweise Tanner, andere dokumentierten den Fastenverlauf von Untersuchungspersonen, z. B. Benedict, der einen gewissen Monsieur Levanzin bezahlte, um ihn während eines mehrwöchigen Fastens genau untersuchen zu können. Die Hungerforschung und später die Übergewichtforschung gaben wichtige Informationen über den Stoffwechsel der Nichtessenden – aber Fasten ist nicht Hungern und mehr als Abnehmen, wie wir in den nächsten Kapiteln sehen werden. So dürfen nicht alle Rückschlüsse aus den Studien, die an Hungernden, an Übergewichtigen und an Essgestörten durchgeführt wurden, auf Fastende übertragen werden.

Fasten ist nicht Hungern – und mehr als Abnehmen

Ärzte und Ärztinnen, aber auch Nichtmediziner, die das Fasten meist durch Selbsterfahrung kennen lernten und zu Therapiezwecken methodisch weiterentwickelten, betrachten wir als Teil der Naturheilkunde: eine »Traditionelle Europäische Medizin«.

Die Buchinger-Schule ist in Deutschland bekannt für ihre Kliniken und eine Methodik, die weit verbreitet ist. Ihre Bemühung um die Entwicklung einer wissenschaftlichen Grundlage der Fastentherapie führte durch den Impuls von Dr. Fahrner, Dr. Lützner, Dr. Spiske und Dr. von Weckbecker zur Gründung der Ärztegesellschaft Heilfasten und Ernährung (ÄGHE; www.aerztegesellschaft-heilfasten.de). Im Jahr 2002 wurden die Leitlinien zur Fastentherapie durch die ÄGHE veröffentlicht.

Die F. X. Mayr- und die Schroth-Schule sowie die Natural Hygiene (Natürliche Gesundheitslehre) sind ebenfalls in Zusammenhang mit dem naturheilkundlichen Fasten zu erwähnen.

Geschichte des medizinischen Fastens im 20. Jahrhundert

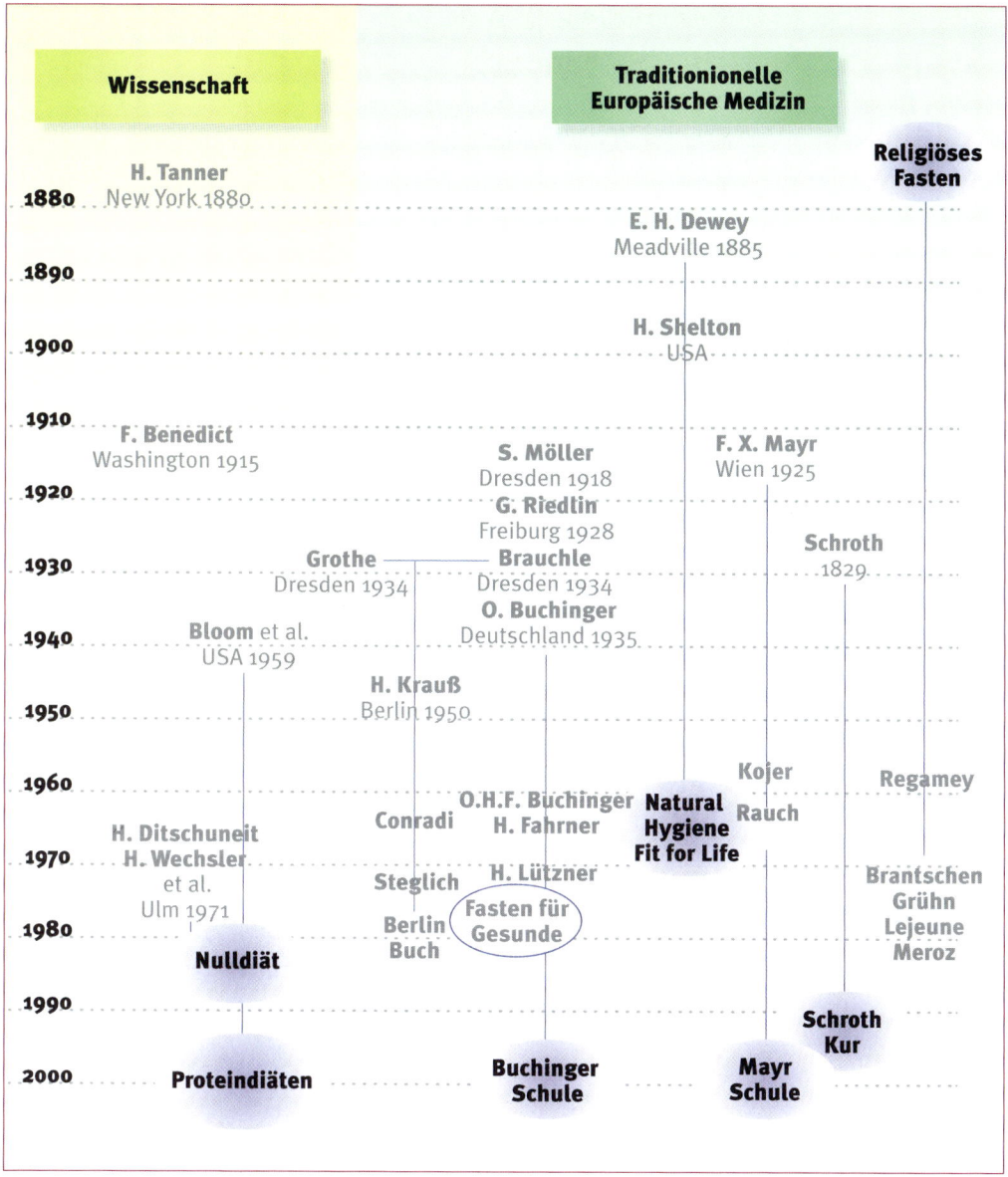

Kurze Geschichte des medizinischen Fastens im 20. Jahrhundert (die Daten entsprechen den Veröffentlichungen)

Fasten ist keine Nulldiät

An dieser Stelle ist ein Blick in die »Ernährungsgeschichte« angebracht: Die »Fresswelle« nach dem 2. Weltkrieg und das daraus entstehende Übergewicht in der Bevölkerung der westlichen Länder gab den Anlass, die »Nulldiät« zur raschen Gewichtsabnahme einzusetzen. Die Nulldiät wurde in Krankenhäusern durchgeführt. Über Wochen und Monate (bis zu 249 Tage!) bekamen extrem Übergewichtige nur kalorienfreie Flüssigkeiten ohne Bewegungsprogramm, Darmhygiene oder fastenspezifischer Betreuung und niemand erklärte ihnen, was hinterher zu tun war, um das reduzierte Gewicht zu halten. Von der »Diätetik der Seele« war keine Rede! Es kam zu Rückfällen, und da die Tagessätze der Krankenhäuser sehr hoch waren, wurde die teure stationäre Nulldiät trotz einiger positiver Langzeitergebnisse aufgegeben. Es wurde versucht, sie ambulant in proteinmodifizierter Form weiterzuführen.

Proteindiäten zur Gewichtsreduktion

In dieser Zeit entstanden die Proteingetränke, mit denen man Mahlzeiten ersetzen konnte und die zur ambulanten Gewichtsreduktion eingesetzt wurden. Sie haben sicher schon von diesen Produkten gehört, die im Supermarkt frei verkäuflich sind. Einige Übergewichtige lebten damals wochen- bis monatelang ausschließlich davon, ohne medizinische Betreuung.

Heute werden Proteingetränke, früher Very Low Calorie Diet (VLCD) genannt, in der Zusammensetzung streng kontrolliert und sollten nur wenige Wochen angewendet werden. Eine Firma bietet dazu auch Gewichtsreduktionsprogramme mit fachlicher Begleitung an, die gute Ergebnisse bei massivem Übergewicht bringen.

Das Buchinger Heilfasten setzt nicht primär den Akzent auf die Gabe von Proteinzusätzen, sondern auf die ganzheitliche Betreuung in einer Gruppe. Eine Eiweißzugabe wird ggf. individuell von Fall zu Fall in Betracht gezogen.

»Liquid Protein Diet« – ein gefährliches Präparat

In den 70er Jahren kam es in den USA zu Zwischenfällen durch die »Liquid Protein Diet«. Diese schlechte Proteinmischung verursachte den Tod durch Herzstillstand von 60 Menschen. Diese Diät hieß zudem »Last-Chance-Diet«.

In den traditionellen Fastenkliniken ist ähnliches nie passiert aufgrund der ständigen fachlichen Betreuung und der durchschnittlichen Aufenthaltsdauer von drei Wochen. Außerdem wird die Methodik, die in diesem Buch beschrieben ist, streng eingehalten.

Mit Entsetzen hörte ich nach dem Skandal mit der »Liquid Protein Diet« auf einem Kongress, dass *Fasten* sehr gefährlich sei! Offenbar wusste niemand im wissenschaftlichen Publikum, dass das traditionelle Fasten als ein bewährtes Naturheilverfahren nicht gleichzusetzen ist mit der unbeaufsichtigten wochenlangen Durchführung einer minderwertigen Proteindiät. Aber Irrtümer halten sich in der wissenschaftlichen Welt mitunter hartnäckig: Genauso wie den Mythos vom hohen Eisengehalt im Spinat (durch einen Tippfehler entstanden) kann man heute noch in der Presse lesen, dass statt der »Liquid Protein Diät« das *Fasten* die Übergewichtigen umgebracht hätte.

Medizinisches Fasten

Stationäres Buchinger Heilfasten

Das Buchinger Heilfasten ist heute ein ärztlich betreutes, stationäres und multidisziplinäres Fasten mit einer eigenen Methodik (siehe S. 123), das aus neun therapeutischen Bausteinen besteht. Das »Fasten für Gesunde« ist ein Kurzfasten, das auch durch ausgebildete FastenleiterInnen betreut werden kann. Empfehlenswert ist es, wenn ein Arzt/eine Ärztin mit Fastenerfahrung im Hintergrund zur Aufnahme und Supervision zur Verfügung steht.

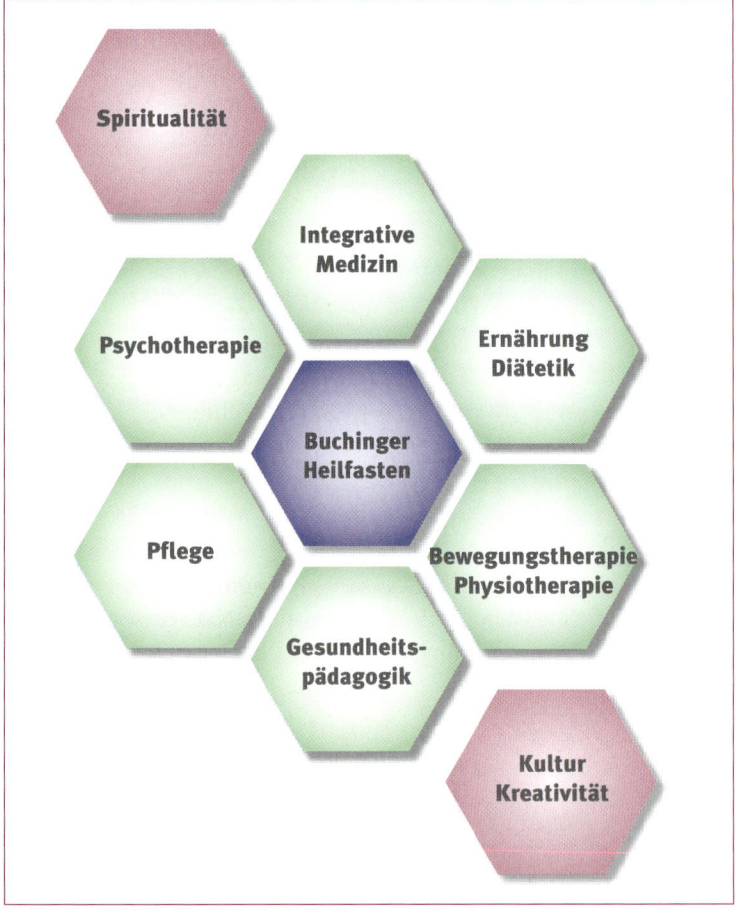

Multidisziplinäres Konzept der Klinik Buchinger am Bodensee

Verwandte Methoden

Haben Sie vielleicht früher gedacht, dass Sie fasten, wenn Sie am (Kar-)Freitag Fisch statt Fleisch gegessen haben? Fasten wird eben immer wieder anders verstanden.

Mit dem Fasten zu vergleichende Methoden der Naturheilkunde:

F. X.-Mayr-Therapie

Dr. F. X. Mayr, ein österreichischer Arzt, entwickelte eine aus drei Stufen bestehende »Darmsanierungskur«: Die erste Stufe besteht aus einem Tee-Wasser-Fasten, die zweite aus einer Milch-undSemmel-Diät und die dritte aus einer »milden «Ableitungs-diät». Charakteristisch für die F.X.-Mayr-Therapie ist die originelle spezifische Diagnostik von Magen-Darm-Störungen sowie die ärztliche manuelle Bauchbehandlung. Säuberung, Schonung und Schulung sind die drei Grundprinzipien.

Schrothkur

Eine durch den Fuhrmann Johann Schroth entwickelte Methode, die aus einer eingeschränkten vegetarischen kohlenhydratbetonten Kostform, dem Reiz von Trockentagen im Wechsel mit kleinen und großen Trinktagen und verschiedenen Ausscheidungsverfahren wie »Dunstwickeln« besteht.

Molkekur und andere Variationen

Eine Variante stellt die Molkekur nach Anemueller dar, ein proteinmodifiziertes Fasten mit der Gabe eines Naturproduktes, der Molke. Zu den weiteren Variationen des Fastens zählen das Tee- oder Wasserfasten (nach Shelton), das Schleimfasten (z. B. aus Hafer oder Buchweizen) oder das Früchtefasten. Auch in diesen Fällen wird häufig der Begriff Fasten benutzt, obwohl man streng genommen eher von Diäten sprechen sollte.

Natürliche Gesundheitslehre

Diese nichtmedizinische Schule ist in den USA und vielen europäischen Ländern bekannt und führt das Wasserfasten durch (siehe ab S. 112).

Bitte nicht verwechseln!

Anorexia nervosa (Magersucht)

Psychosomatische Erkrankung, meist bei jungen Frauen, die bei extremer Selbstbildstörung, vermindertem Selbstwertgefühl und starker Selbstkontrolle zur lebensgefährlichen Verweigerung der Nahrung führt.

Hungerstreik

Freiwilliger Nahrungsverzicht als politischer Ausdruck des Protestes. Oft ein Akt der letzten Hoffnung, bei dem ein möglicher Tod im Voraus in Kauf genommen wird. Die körperlich-medizinische Dimension wird von den Streikenden aus naheliegenden Gründen vernachlässigt. Wissenschaftliche Veröffentlichungen berichten, dass der Zustand der Streikenden üblicherweise ab der 5. Woche kritisch wird.

Lichtnahrung

Die Australierin Jasmuheen ist in der esoterischen Szene bekannt für ihre Lehre der Lichtnahrung. Sie empfiehlt, nichts zu essen und nichts zu trinken und sich stattdessen vom Licht zu ernähren. Diese Lehre beruht auf einer Unkenntnis des Fastenstoffwechsels: Ihre Gefolgschaft meint, sich von Licht zu ernähren, aber in Wirklichkeit leben sie von ihren Fettdepots. Nur die Pflanze kann die Sonnenenergie direkt in Nährstoffe umwandeln, die wiederum Menschen und Tiere verzehren und daraus ihre Energie gewinnen. Besonders gefährlich dabei ist der Verzicht auf das Trinken. Menschen können abmagern und in Lebensgefahr geraten. Interessant dagegen ist die Begeisterung, die der Begriff »Lichtnahrung« mit sich bringt und die ansonsten positive Botschaft von Jasmuheen.

Das Phänomen der Nahrungslosigkeit über Jahrzehnte

Es gab einfache Menschen und große Heilige, bei denen man gute Gründe hat zu glauben, dass diese sich jahrzehntelang gar nicht ernährt haben: Nikolaus von der Flüe, Marthe Robin oder Therese von Konnersreuth. Dr. Buchinger besuchte letztere und konnte nur staunen und vermuten, dass es sich in diesem Fall um »nutritio spiritualis« (»spirituelle Ernährung«) handelte!

Was passiert, wenn man keine Nahrung mehr zu sich nimmt?

Haben Sie sich schon die Frage gestellt: »Warum esse ich?« Die Antwort lautet oft: »Weil es mir schmeckt!« ... Und Sie haben Recht: Der Genuss ist ein wichtiges Element, aber nicht der einzige Grund, warum man isst. Die Ernährung bringt uns nämlich Brennstoffe, Bausteine, Aufbaustoffe und bioaktive Substanzen. Was die Nahrung beim Essenden bewirkt, wird beim Fastenden von den gespeicherten Vorräten übernommen – und der Genuss kommt auch nicht zu kurz (siehe ab S. 118).

Wofür brauchen wir unsere Nahrung?

- Nahrung liefert den Brennstoff (v. a. Fett und Kohlenhydrate) für unseren Stoffwechsel, damit wir daraus Energie und Wärme erzeugen können.
- Nahrung liefert uns die Bausteine (Eiweiß, Kohlenhydrate, essentielle Fette und Mineralien) zum Wachstum bei Kindern und zur Erneuerung der Körperzellen und -strukturen bei Erwachsenen.

Medizinisches Fasten

- Nahrung (besonders frische und naturbelassene Nahrung) liefert bioaktive Substanzen (Vitamine, Mineralien, sekundäre Pflanzenstoffe), die mit Bausteinen und Brennstoffen alle Lebensfunktionen gewährleistet.
- Essen schmeckt, macht Spaß und bringt Menschen zusammen. Zum sozialen Leben und zur Kultur gehört, sich an einem Tisch zu treffen.

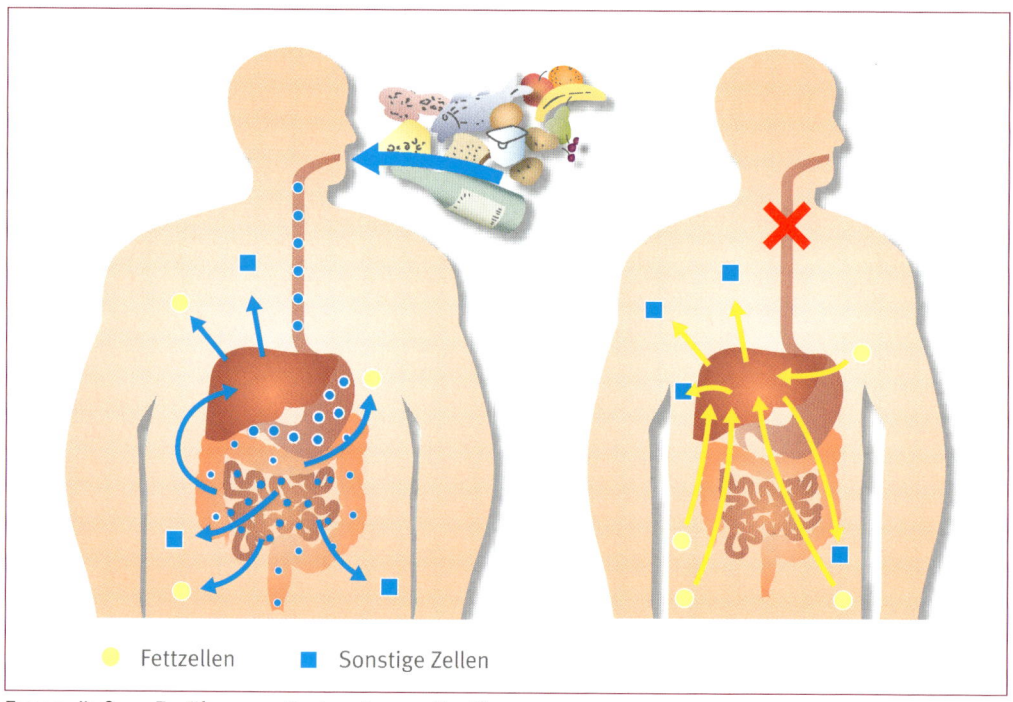

Essen: äußere Ernährung – Fasten: innere Ernährung

Die zwei Ernährungsprogramme des Menschen

Beim Fasten haben die Erhaltung der Brennstoffversorgung und der Zellerneuerung aus dem Speicher die höchste Priorität: dafür gibt es das Fastenprogramm. Menschen und Tiere können von einem Ernährungsprogramm zum anderen leicht umstellen, besonders, wenn sie geübt sind.

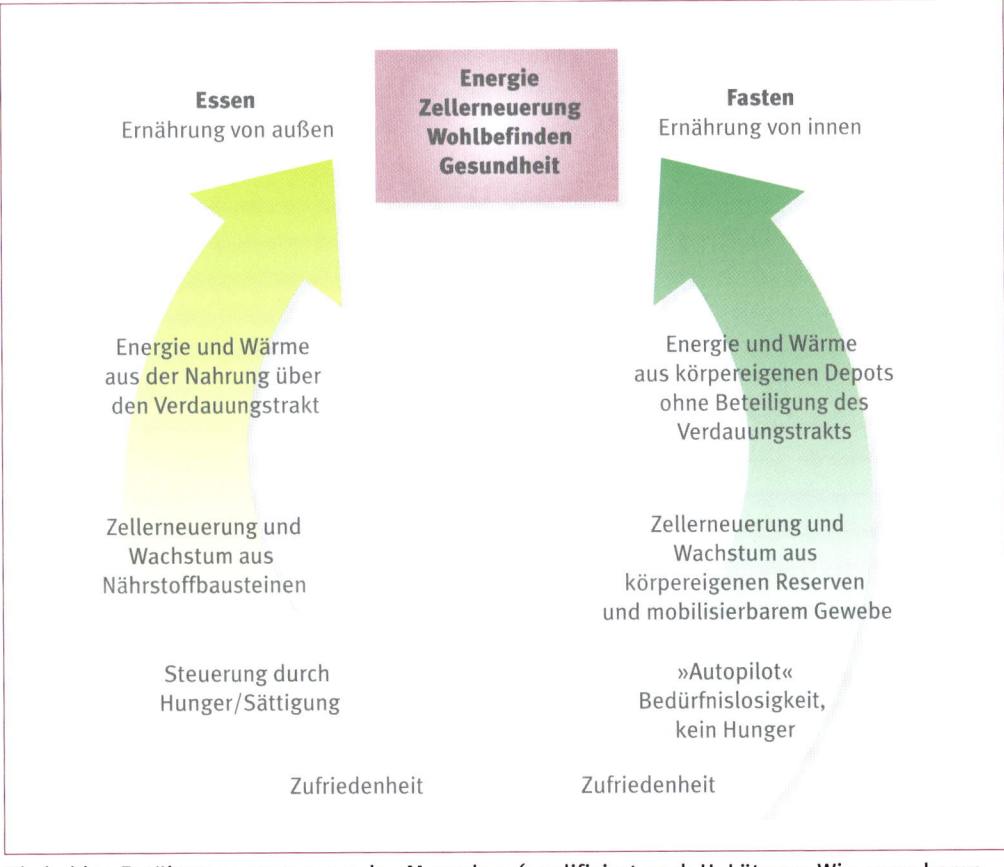

Die beiden Ernährungsprogramme des Menschen (modifiziert nach H. Lützner: Wie neugeboren durch Fasten, Gräfe und Unzer, 2001)

Was passiert beim Fasten mit der Brennstoffversorgung?

Umstellung auf fettbetonten Stoffwechsel

Beim Mensch ist es wie beim Auto: Ohne Kraftstoff fährt es nicht. Die Kraftstoffe des Menschen – wenn er isst – sind Zucker (Glukose) und Fett. Wenn mehr gegessen als verbraucht wird, legt der Körper Fettpolster an, vergleichbar dem Benzin-Reservekanister im Auto. Wenn gefastet wird, geben die Fettzellen die gespeicherten Kalorien direkt in das Blut ab, sodass der gesamte Körper weiterhin – allerdings von innen – genährt wird. Bezogen auf unser Auto-Beispiel würde ein Fahrer nicht mehr zur Tankstelle fahren und stattdessen die Kanister verwenden.

Dieses Beispiel soll veranschaulichen, dass Fasten nicht Mangel an Nahrung, sondern Umschaltung auf gespeicherte Nahrung bedeutet: Auch im Fasten werden wir kontinuierlich mit Kraftstoff versorgt. Ein zweites Beispiel wird dies noch deutlicher machen: Wenn Sie mit Ihrem Laptop arbeiten wollen, stecken Sie zunächst den Stecker in die Steckdose, er wird dadurch mit Strom versorgt, gleichzeitig lädt sich im Computer ein eingebauter Akku auf. Ziehen Sie den Stecker heraus, übernimmt der geladene Akku die Stromversorgung. Je größer die Ladekapazität des Akkus, desto länger werden Sie ohne direkten Stromanschluss arbeiten können.

Übergewichtige Menschen haben einen größeren »Fett-Akku« als Normalgewichtige und können daher länger fasten. Normalgewichtige Erwachsene haben Reserven für ca. 40 Tage Fasten, Übergewichtige für mehr.

Die »Speisekarte« des fastenden Organismus besteht für einen Normalgewichtigen aus ca. 0,75 kg Kohlenhydraten (Glykogen), ca. 3 kg Eiweiß und ca. 10 kg Fett – das entspricht bei einem Verbrauch von ca. 2 500 kcal pro Tag ca. 40 Tagen. Bei einem Übergewicht von 20 kg besteht sie aus ca. 1,25 kg Kohlenhydraten, ca. 4 kg Eiweiß, ca. 25 kg Fett – damit wären ca. 100 Tage Fasten möglich (nach Cahill). Diese Zahlen sollen theoretisch bleiben:

Was passiert beim Fasten mit der Brennstoffversorgung?

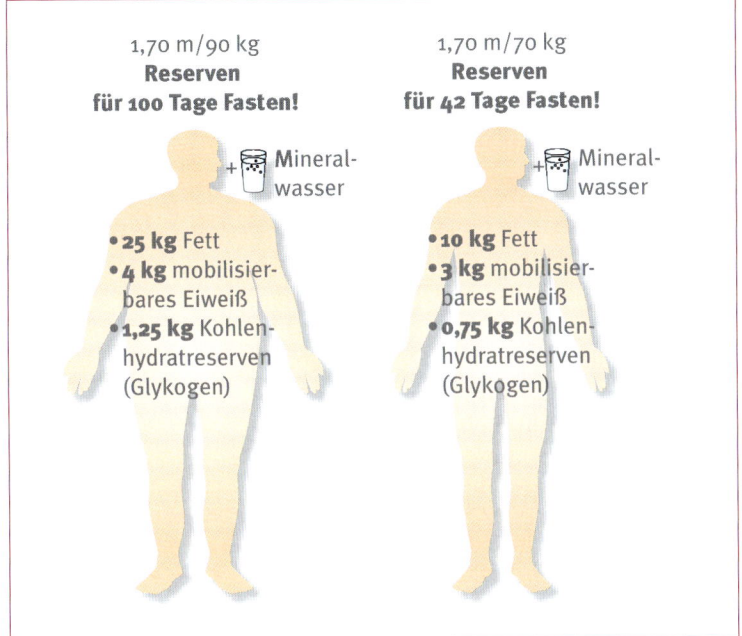

Reserve für die Fastenzeit bei Übergewichtigen und bei Normalgewichtigen

Ein naturheilkundliches Fasten dauert mit medizinischer Begleitung meistens 1 bis 3 Wochen, in Einzelfällen bis zu 40 Tage.

Eiweiß für die Versorgung des Gehirns

Wie wir gesehen haben, gibt es ein »Fastenprogramm«, das sich schnell einschaltet, wenn man auf Nahrung verzichtet, und auf die Fettreserven zurückgreift. Man könnte sich vorstellen, gemütlich an seinen Fettreserven zu zehren bis das Fasten beendet wird. Damit könnten die Menschen zumindest in den Industrieländern problemlos fasten. So einfach ist es aber nicht: Mit Fett ist zwar die Energieversorgung der meisten Gewebe gesichert, aber ein Hauptsystem, das Zentralnervensystem mit dem Gehirn, braucht Zucker (Glukose) und erst nach mehreren Tagen stellt es auf Fettverbrennung um. Und da liegt die Besonderheit: Glukose wird im Fasten nur über die Fastengetränke zugeführt.

Das Gehirn benötigt Glukose – diese erhält es durch Umbau von Eiweiß sowie von den Fastengetränken.

Medizinisches Fasten

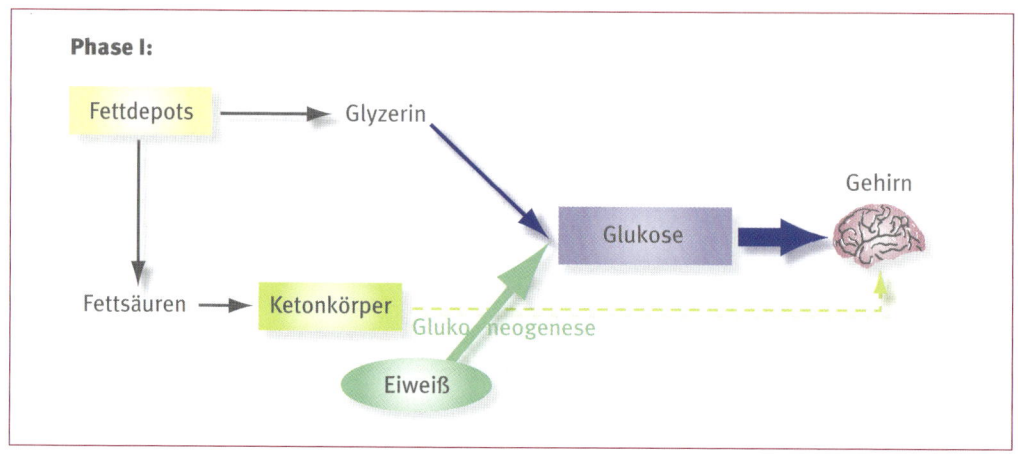

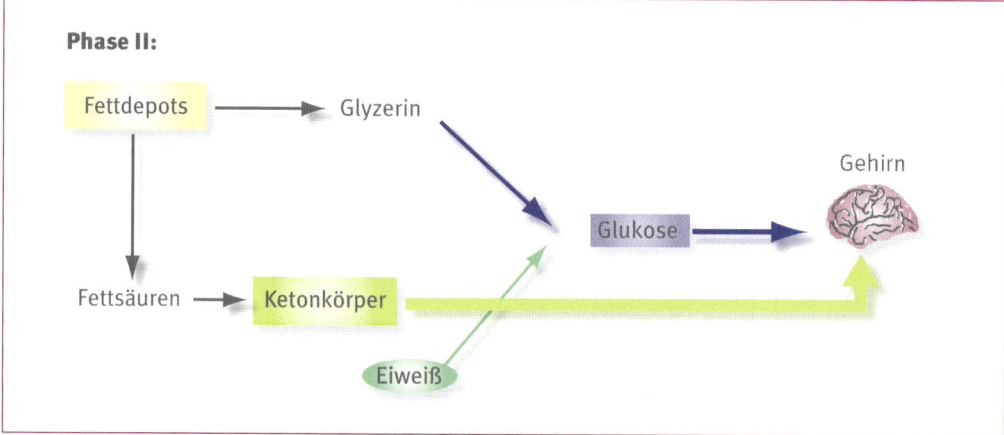

Versorgung des Zentralnervensystems und des Gehirns – Adaptation an das Fasten

Die eigenen Speicher in der Leber reichen nur für einen Tag. Schön wäre es, wenn Fett in Glukose umgewandelt werden könnte, aber der Körper verfügt nicht über diese Fähigkeit – mit einer kleinen Ausnahme: Bei Abbau von Depotfett werden Glyzerinmoleküle freigesetzt, die in Zucker umgewandelt werden können.

Dagegen kann Eiweiß in Glukose umgebaut werden – das nennt man Glukoneogenese (Zuckerneuerstellung). So werden besonders in den ersten Fastentagen zur Produktion von Glukose für das Gehirn Eiweißbausteine aus mobilisierbaren Strukturen (siehe auch Abbildung auf S. 62) freigesetzt. Das Gehirn gewöhnt sich im Fastenverlauf an den Verzehr von Fett in Form von Ketonkörpern, so dass die Eiweißmobilisierung bis auf ein Minimum abnimmt. Wenn man sich nach dem Fasten wieder ernährt, erfolgt ein explosionsartiger Wiederaufbau der Eiweißstrukturen.

Auch während des Fastens werden aus mobilisierbarem Eiweiß Zellstrukturen erneuert: Haare und Nägel wachsen weiter, Hautzellen schälen sich ab. Bei der Darmschleimhaut scheint dies jedoch auf Sparflamme zu laufen.

Was passiert beim Fasten mit der »Baustein«-Versorgung?

Beim Fasten wird Eiweiß auch zur Zellerneuerung gebraucht. Lassen Sie mich diesen Begriff erläutern: Ein Menschenbaby wird mit einem Gewicht von ca. 3,5 Kilogramm geboren; um ein normalgewichtiger Erwachsener zu werden, muss es sein Körpergewicht ca. 15- bis 20-mal verdoppeln. Danach wächst es nicht mehr, es ist »erwachsen«. Die Nahrungsmittel liefern nun die »Bausteine« für die Erneuerung von Körperstrukturen. Alle Gewebe seines Körpers erneuern sich permanent: Tausende von Zellen sterben jede Sekunde und werden durch neue ersetzt. Schleimhäute und Haut erneuern sich in wenigen Tagen und Knochenzellen in einigen Monaten. Der Körper kann mit einem Haus verglichen werden, das zunächst mit vielen Materialien aufgebaut wird und später regelmäßig renoviert wird (Tapeten und Teppiche schneller als Dach und Mauerwerk).

Umschalten auf »Autopilot«

Können Sie beschließen, Ihren Puls zu verlangsamen oder Ihre Verdauung zu stoppen? Einige Funktionen und Prozesse im Menschen entziehen sich dem Einfluss des Willens und des Denkens – sie werden durch das neurovegetative Nervensystem sowie durch Hormone gesteuert, z. B. Atmung, Verdauung und Herzschlag …und auch der Fastenstoffwechsel. Sie sind in gewisser Weise auf »Autopilot« geschaltet und werden vom Sympathikus

Was geschieht bei der Umschaltung auf innere Ernährung?

Medizinisches Fasten

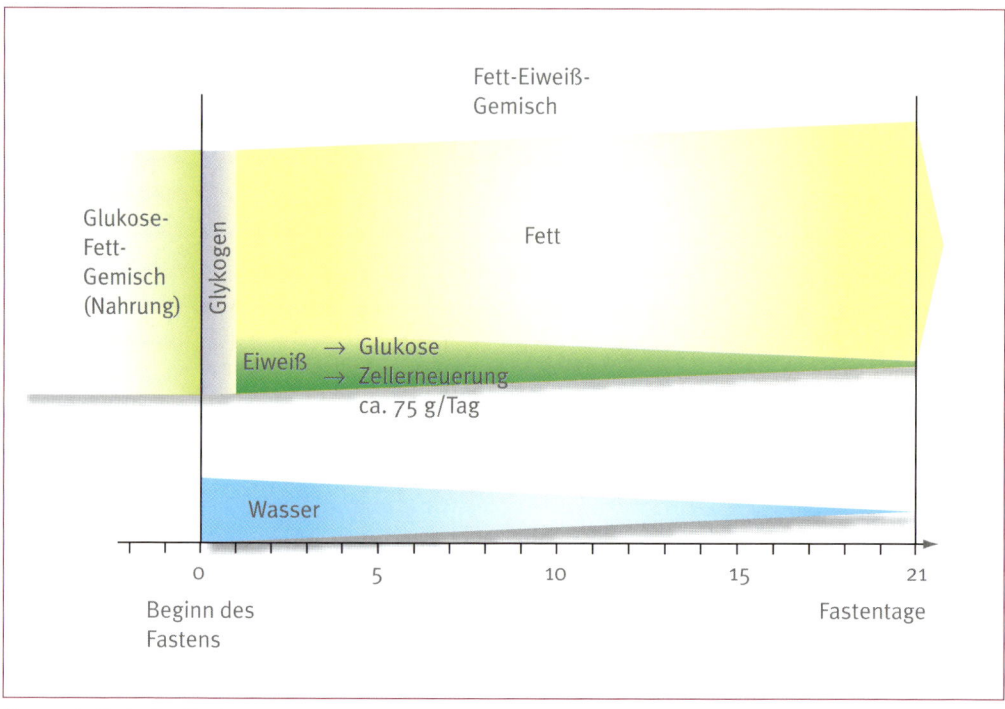

Brennstoffe beim Fasten

(Beschleunigung) und vom Parasympathikus (Verlangsamung) gesteuert. Am Anfang eines Fastens dominiert der Sympathikus mit dem Hauptbotenstoff Adrenalin, der ausgeschüttet wird, wenn der Blutzucker absinkt und der Magen leer ist. Das ist so, als würde das Adrenalin dem Stoffwechsel ein Alarmsignal senden: »Stell' um! Es kommt nichts mehr von außen. Holt die Zuckerreserven aus der Leber (Glykogen) und ihr Fettzellen, bereitet Euch vor, Eure Fettsäuren abzugeben. Du Leber, versorge uns aus Deinem Eiweißspeicher, und alle Gewebe im ganzen Körper sollen das verzichtbare Eiweiß hergeben und das entbehrliche Wasser rauslassen!« Die Aufforderung des Adrenalins wird durch die anderen Hormone abgelöst (Glukagon, Wachstumshormon, Schilddrüsenhormone) oder verstärkt. Der Sympathikus fordert von Mund, Magen und Darm eine Drosselung ihrer Säfteproduktion und Aktivitäten; vom Herzen dagegen einen kräftigeren Schlag. Die Produktion von Cortison mit seiner entzündungshemmenden Wirkung wird in dieser ersten Phase ebenfalls angeregt.

Nach dieser Ermunterung des Sympathikus folgt nach ca. drei Tagen der Übergang in die parasympathikotone Phase – man gelangt in das ruhigere Fahrwasser des Fastenstoffwechsels: der Blutdruck (bei hohem Blutdruck) sinkt bis zur Normalisierung, die Pulsfrequenz verlangsamt sich, der Blutzuckerspiegel stellt sich auf einen niedrigeren Normwert ein, die Fettzellen setzen regelmäßig ihr Fett aus den Speichern frei, das sich in Ketonkörper umwandelt sowie seinen Glyzerinanteil abgibt. Weil die Fastensituation mit einer Energieeinsparung verbunden ist, nimmt die Produktion von Schilddrüsenhormonen ab. Der Verdauungstrakt freut sich über die wohlverdiente Ruhepause und die Möglichkeit für Aufräumarbeiten. Die Eiweißmobilisierung wird in Abwesenheit von Glukose durch das Wachstumshormon gebremst, um das Zelleiweiß zu schonen. Die Tendenz zur Entwässerung wird durch das Hormon Aldosteron reguliert. Jetzt wird sich der Fastende oft etwas wärmer anziehen, weil keine Wärme mehr aus der Verdauungsarbeit entsteht.

Vitamin- und Mineralstoffversorgung beim Fasten

(siehe auch ab S. 118)

Menschen besitzen Speicher für die meisten Vitamine (z. B. A und B_{12}) für Monate und Jahre. Vitamine und Mineralien werden im Fasten sparsam eingesetzt, weil der Stoffwechsel ökonomischer funktioniert: Der größte Teil der Verdauungsvorgänge entfällt, was eine große Einsparung an Vitaminen und Mineralien darstellt (z. B. um Säfte zu produzieren, Nährstoffe zu verarbeiten und durch die Membranen bis zu den Zellen zu transportieren). Im Fasten benutzt man in gewisser Weise biologische, eigene »Fertigprodukte«! Tiere und Menschen, die naturnah leben, brauchen keine Zusätze an Vitaminen und Mineralien, wenn deren Körpergewebe vor dem Fasten damit gut versorgt bzw. gesättigt wurde.

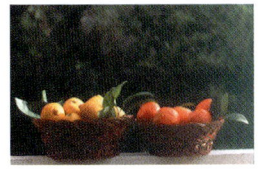

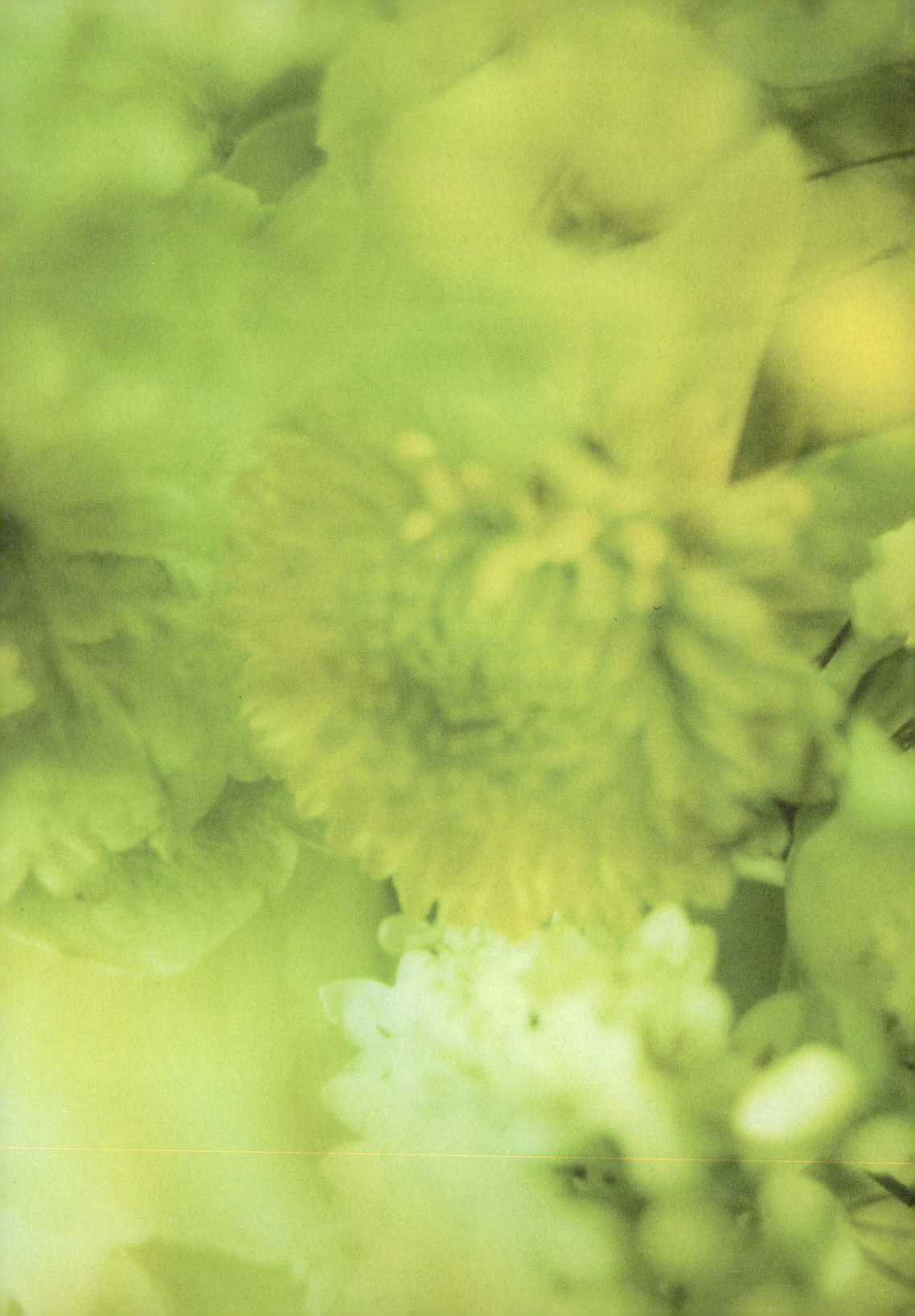

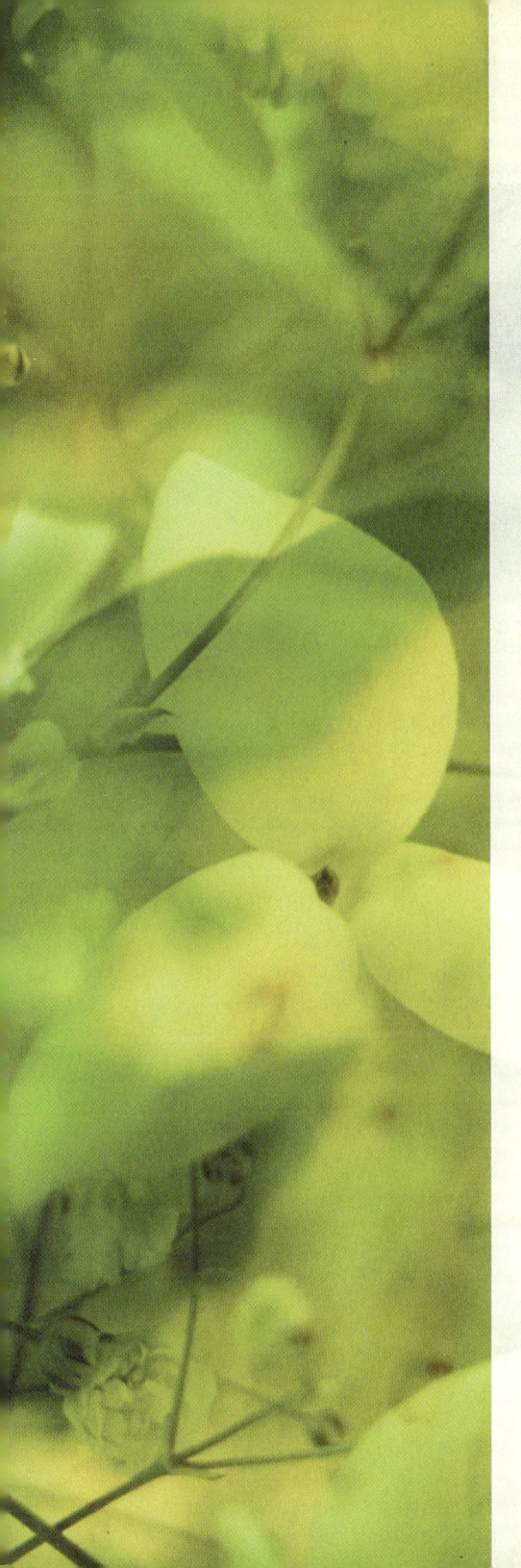

Die Wirkungen des Fastens

Fasten bedeutet nicht nur abnehmen – erfahren Sie mehr über die vielfältigen therapeutischen Wirkungen des Fastens.

Die Wirkungen des Fastens

Fasten ist mehr als abnehmen

»Warum fasten Sie? Sie haben doch kein Übergewicht …!« Dieser Ausspruch zeigt uns, wie wenig Informationen unsere Zeitgenossen und Zeitgenossinnen häufig über die Vielfalt der therapeutischen Fastenwirkungen – abgesehen von der Gewichtsreduktion – haben. Dass im Fasten Fett abgebaut wird, leuchtet allen ein, aber wie kann sich ein entzündetes Kniegelenk, ein Heuschnupfen oder eine Migräne verbessern? Ich werde es Ihnen erklären.

Reinigung (»detox«) und Vitalisierung (»energy«)

Viele Krankheiten sind in den Industrienationen durch Über- und Fehlernährung verursacht. Beim Fasten normalisieren sich viele Messwerte des Stoffwechsels: Fett, Cholesterin, Triglyzeride, Zucker und Insulin. Pathologisches Eiweiß, Wasser und Schlackenstoffe werden mit ausgeschieden.

Fasten verjüngt

Aus der Befreiung der stoffwechselaktiven atmenden inneren Oberflächen von Stoffwechselrückständen und -ablagerungen folgt eine bessere Zell- und Organfunktion, eine Steigerung der Infektabwehr und die Anregung der Zellregeneration.

Der Chefarzt einer bekannten Berliner Klinik für Naturheilkunde, Dr. Jürgen Rohde, konnte durch einen in der Gerontologie anerkannten Vitalitätstest belegen, dass bei einem stationären 3-wöchigen Fasten ein Verjüngungseffekt und eine Reduktion des «Funktions»-Alters von ca. 6 Jahren festzustellen ist. Die Reinigung des Organismus, die Zunahme der Leistungsfähigkeit, die Gewichtsreduktion, die Verbesserung der Fließeigenschaften des Blutes, die Verbesserung der Makro- und Mikrozirkulation, die Harmonisierung der Stimmung sind direkte Wirkungen, die mit einer Zunahme an Lebensqualität und Vitalität einhergehen. Für manche wird es noch spürbarer *nach* dem Fasten, wenn der kräftige Schub an Eiweißsynthesen einsetzt.

Hauptwirkungen des Fastens

Ich möchte für Sie die Hauptwirkungen unter die Lupe nehmen und Ihnen erklären, warum das Fasten bei Stoffwechselerkrankungen sowie bei chronisch-entzündlichen Erkrankungen so positive Effekte zeigt. In der folgenden Tabelle sind die Fastenwirkungen, Indikationen und Kontraindikationen zusammengefasst.

● Tab. 1: Fastenwirkungen – Indikationen und Kontraindikationen

Hauptwirkungen	Indikationen und therapeutische Effekte	Mögliche Nebenwirkungen	Kontra- indikationen
1. Fettabbau und Insulinsenkung	• Übergewicht (zuviel Fett in den Depots) • Hyperlipidämie (zuviel Fett im Blut) • Fettleber • Diabetes mellitus Typ 2 • Rückbildung der arteriosklerotischen Gefäßablagerungen	Azidoketose Gichtanfall Unterzuckerung	Anorexia nervosa Kachexie
2. Ruhigstellen des Magen-Darm-Traktes, Antigenpause, Verminderung entzündlicher Prozesse	• chronische Erkrankungen des Verdauungstraktes (Magen, Darm, Leber, Zahnfleisch) • Immunmodulation, z. B. bei Abwehrschwäche, Allergien • Entzündungshemmung, z. B. Polyarthritis (Rheumatoide Arthritis)	Mangelerscheinungen bei Unterversorgung	Umwelt-/Sauberkeitsneurose
3. Enwässerung und Entsalzung	• Bluthochdruck • Durchblutungsstörungen (arteriell und venös)	zu niedriger Blutdruck, Störungen des Mineralhaushalts	

● **Tab. 1: Fastenwirkungen – Indikationen und Kontraindikationen (Fortsetzung)**

Hauptwirkungen	Indikationen und therapeutische Effekte	Mögliche Nebenwirkungen	Kontra-indikationen
4. Eiweißabbau (intra- und extrazellulär)	• Immunmodulation • Verbesserung des Gas- und Nährstoffaustausches zwischen Zellen und Gefäßen • »Verjüngung« des Eiweißpools	Bei mehrwöchigem Fasten zu starker Verlust an fettfreier Masse	
5. Neurovegetative Gesamtumschaltung Hormonelle Veränderungen	Nach kurzer Stressphase am Anfang: Normalisierung von Blutdruck und Puls, Stressabbau, Beruhigung		
6. Verstärkung der Serotoninwirkung	Antidepressive, angstlösende und harmonisierende Wirkung	Missbrauch des Fastens als Bewältigungsstrategie	
7. Verbesserung der Fließeigenschaften des Blutes	• Bessere Fließeigenschaften des Blutes • Antithrombotischer Effekt	Blutungen bei Einnahme von gerinnungshemmenden Medikamenten (Antikoagulation)	
8. Abneigung gegen das Rauchen	Rauchen		

Fettabbau und Insulinsenkung

Wenn Sie freiwillig aufhören zu essen, leert der Körper die Fettspeicher: Befindet sich zu viel Fett im Blut, wird dieses »entrahmt«. Triglyzeridwerte sinken rapide ab und Cholesterinwerte normalisieren sich. Auch verfettete Lebern geben ihr überschüssiges Fett ab. Ganz besonders die Fettdepots innerhalb der Bauchhöhle und im Hals reduzieren sich schnell, die typisch weiblichen Fettdepots um Hüfte, Oberschenkel und Po etwas langsamer (weil sie als Reserven für Schwangerschaft und Stillzeit dienen). Übergewichtige nehmen sichtlich ab.

Der Zuckerspiegel sinkt und infolgedessen vermindert sich die Insulinproduktion. Bei übergewichtigen Diabetikern normalisieren sich die Laborwerte während des Fastens oft spektakulär, erfordern aber danach eine Ernährungs- und Lebensstiländerung, um weiterhin auf diesem Stand zu bleiben.

Fasten und Übergewicht

Sie werden beim Fasten abnehmen, und zwar Frauen 200–500 g pro Tag, Männer etwas mehr. Zur Behandlung von Übergewicht (über 25 kg/m^2 Body-Mass-Index) eignen sich am besten Fastenkuren mit therapeutischer Begleitung durch MedizinerInnen, Bewegungs-, Ernährungs- und PsychotherapeutInnen.

Die Bedeutung des Fastens im Kampf gegen das Übergewicht liegt jedoch nicht primär darin, dass dabei am meisten Gewicht pro Tag abgenommen wird, sondern im Erwerben der Fähigkeit, das reduzierte Gewicht zu halten: Das Buchinger Heilfasten bietet einerseits Bewegung, Entspannung und Gesundheitstraining, die die Menschen befähigen sollen, nach dem Fasten anders zu essen und sich anders zu verhalten. Andererseits bekommt man beim Fasten die Chance, Bilanz zu ziehen und ein neues Gleichgewicht im Bereich der Emotionen zu fördern: Dem Übergewichtigen wird geholfen, das genussvolle Essen, das er oft zum Ausgleich negativer Gefühlszustände heranzog, durch »Nahrung der Seele« zu ersetzen.

> Beim Fasten verliert man Gewicht – wichtig ist aber vor allem, das niedrigere Gewicht auch nach dem Fasten zu erhalten.

Die Beobachtungen in den Institutionen, die mit dem Fasten arbeiten, sind folgende:

- Bei mäßigem Übergewicht (das oft mit weiteren Risikofaktoren verbunden ist) kann das Gewicht in 1–4 Fastenetappen deutlich reduziert werden. Durch jährliches Fasten pendelt sich anschließend das neue Gewicht ein.
- Bei massiv Übergewichtigen liegen bei stationärem Fasten in Etappen überzeugende und nachhaltige Ergebnisse vor.

Die Wirkungen des Fastens

▪ Fasten und Arteriosklerose

Durch eine extrem fettarme Diät, Bewegung und Meditation erzielte der Amerikaner Dean Ornish Rückbildungen von Gefäßablagerungen (Arteriosklerose) und damit eine Verbesserung bei Herz- und Gefäßerkrankungen. Es kann vermutet werden, dass der totale Fettentzug beim Fasten, begleitet von Bewegung und Meditation, ähnliche Wirkungen entfaltet. Nachlassende Herz- oder Beinbeschwerden nach einer Fastentherapie sowie Verbesserung aller Risikofaktoren für Herz- und Gefäßerkrankungen (bauchbetontes Übergewicht, Bluthochdruck, Hyperlipidämie, Diabetes Typ 2, Stress, Bewegungsmangel, Rauchen) lassen auf einen positiven Effekt bei Arteriosklerose schließen.

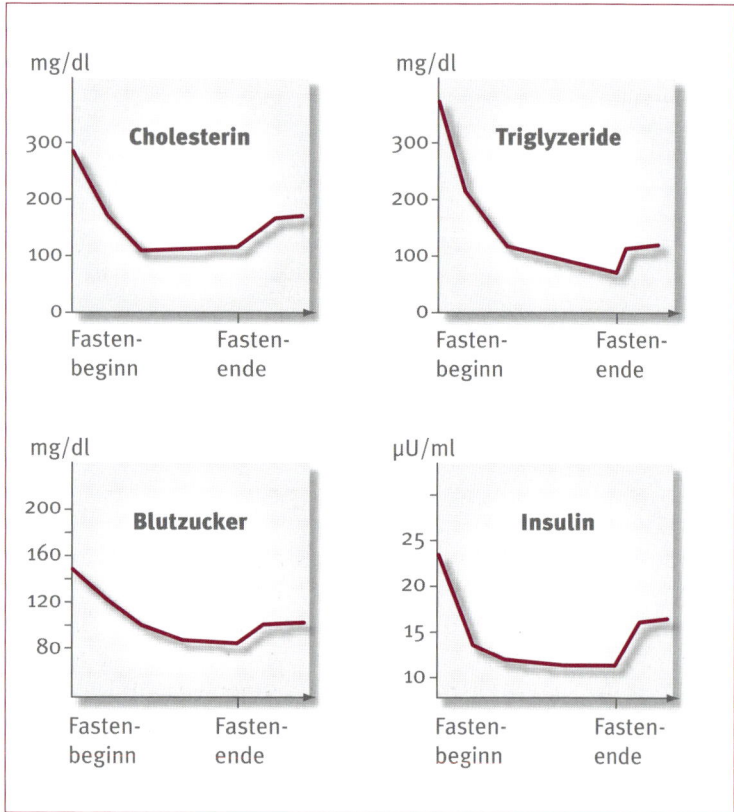

Normalisierung der Laborwerte: Cholesterin, Triglyzeride, Insulin und Blutzucker

Ruhigstellung des Magen-Darm-Traktes, Antigenpause

Der Verdauungskanal ist eine Einheit, die aus Mundhöhle, Speiseröhre, Magen, Dünn- und Dickdarm bis zum Enddarm besteht. Mit Hilfe der Sekrete von Leber und Bauchspeicheldrüse wird die von außen zugeführte Nahrung zerkleinert und so aufbereitet, dass deren Bestandteile durch die Wände des Verdauungstraktes in das Blut gelangen und von dort allen Körperzellen mit Brenn- und Aufbaustoffen zur Verfügung stehen.

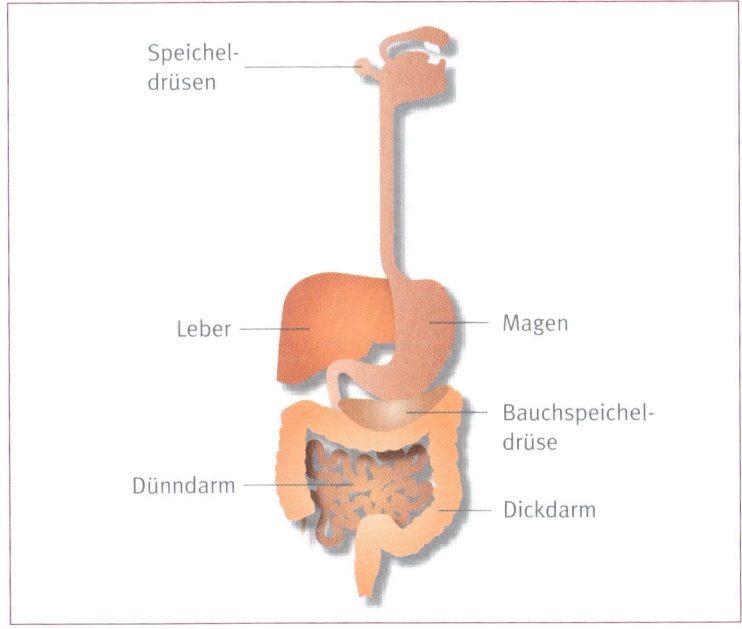

Magen-Darm-Trakt

Die oft durch reichliches Essen überstrapazierten Verdauungsorgane legen eine Pause ein und regenerieren sich – allerdings nur, wenn das Fasten stressfrei ist. Besonders die reduzierte Magensäureproduktion führt zur Besserung einer Magenentzündung und mindert Sodbrennen (dennoch ist bei Gastritis Vorsicht geboten). Auch die Bauchspeicheldrüse reduziert ihre Verdauungsaktivitäten und produziert weniger Insulin: Davon profitieren besonders Diabetiker.

Während des Fastens erholen sich Verdauungstrakt und Immunsystem.

Fasten normalisiert die Darmflora und führt daher zu einer verbesserten Immunität: Sowohl eine verminderte chronische Müdigkeit als auch nachlassende entzündliche Beschwerden können die Folge sein.

■ Fasten – Urlaub für Magen-Darm-Trakt und Immunsystem

- Durch das Fasten werden die Verdauungssäfte (Magensäure, Galle, Pankreas- und Darmsekrete) auf ein Minimum reduziert, ebenso die wellenartigen Darmbewegungen (Peristaltik).
- Durch das Fasten verändert sich die Darmflora, da deren Bakterien keine Nahrung (Substrat) mehr bekommen.
- Die Darmschleimhaut geht zurück.
- Durch das Fasten wird die Zufuhr von Nahrungsantigenen und -allergenen sowie entzündlichen Substanzen unterbrochen.

Allergien und entzündliche Erkrankungen

Weil man aufhört, Nahrung zu sich zu nehmen, endet auch die Aufnahme von Bakterien, Viren, Pilzen und ggf. Parasiten, Pflanzenschutzmitteln und anderen Fremdsubstanzen, die zusammen mit Nahrungsmitteln aufgenommen werden können. Dadurch wird das Immunsystem, ganz besonders das »darmassoziierte Immunsystem«, entlastet, das diese Fremdsubstanzen sonst beseitigen müsste: Entzündungen und Allergien verbessern sich. Mit der großen Vielfalt an Lebensmitteln, aber auch an industriell verarbeiteten Nahrungsmitteln, besteht heute eine sehr allergenreiche Ernährungsweise: Wussten Sie, dass Sie in den Industrieländern durch die tägliche Nahrungsaufnahme mit ca. 150 verschiedenen Allergenen in Kontakt kommen und sich dadurch die Tendenz zu Allergien erhöht? Im Vergleich dazu sind es maximal 10–12 Allergene bei Völkern, die naturnah leben und nur 4–10 beim Buchinger Heilfasten.

Auch Vorstufen entzündungsfördernder Fettsäuren, z. B. die Arachidonsäure aus Fleisch, Milchprodukten und Wurstwaren, werden beim Fasten nicht mehr zugeführt. So kommt es zu einer Linderung entzündlicher Beschwerden, z. B. der Gelenke, die schnell innerhalb von wenigen Tagen abschwellen und wieder beweglich werden können.

»Rückvergiftung« aus dem Darm – ein klassisches naturheilkundliches Erklärungsmodell für die Entstehung von Krankheiten

Der Dickdarm wird bei der Geburt mit Bakterien besiedelt, die aus der Umwelt stammen und daher für ihn fremd sind. Diese Mikroorganismen (400 verschiedene Spezies) leben innerhalb des Darmes in Frieden mit ihrem Gast – solange Ernährungs- und Verdauungsvorgänge normal verlaufen. Gelangen unvoll-

Beim Fasten wird die Darmflora saniert.

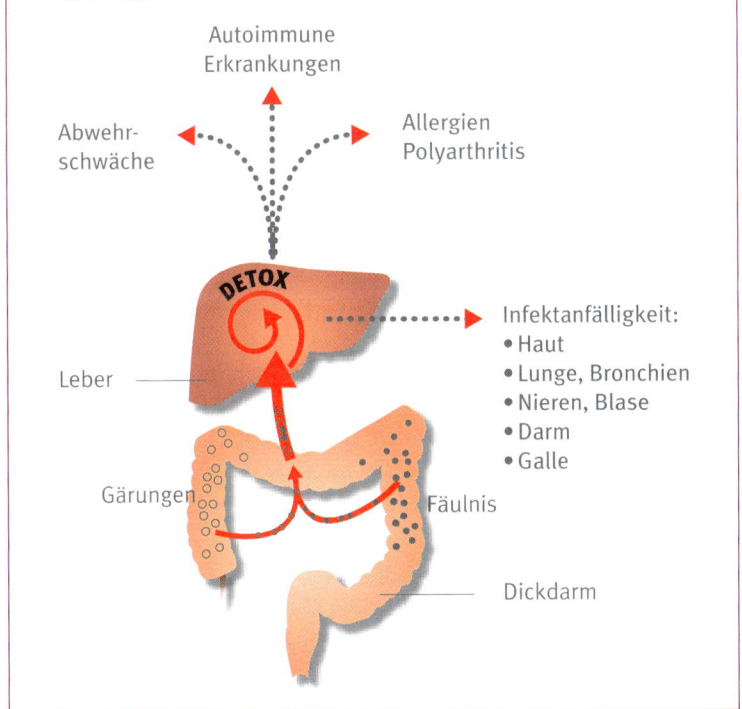

Die »Darmrückvergiftung« – ein naturheilkundliches Denkmodell

ständig verdaute Nahrungsreste in den Dickdarm, vermehren sich Fäulnis- und Gärungsbakterien, die toxische Substanzen und Gase produzieren: Es kommt zu Blähungen und Bauchbeschwerden. Dieser toxische Darminhalt kann durch die hauchdünnen Darm- und Gefäßmembranen ins Blut gelangen, besonders, wenn diese Membranen zu durchlässig sind. Das darmassoziierte Immunsystem sowie die Leber können das toxische Material noch neutralisieren. Sind diese jedoch überfordert, gelangen die Toxine zunächst in die Ausscheidungsorgane und verursachen dort chronische Störungen (Blasenentzündungen, wiederkehrende Grippalinfekte, Darmträgheit). Entwickelt sich der Prozess weiter, so gelangen die Toxine in die Körperzellen und verursachen verschiedene Krankheiten, je nach individueller Ausgangslage.

Die Ernährung, die individuelle Verdauungskraft sowie das Essverhalten (besonders wenn unter Stress gegessen wird) können an der Entstehung von »Darmtoxinen« beteiligt sein.

Beim Fasten gehen diese Gärungs- und Fäulnisprozesse zurück, was eine große Entlastung des Immunsystems und der Leber mit sich bringt.

Rückgang der Darmschleimhaut

Bei Tieren konnte beobachtet werden, dass im Laufe des Fastens eine Tendenz zum Rückgang der Darmoberfläche besteht. Nach wenigen Tagen Fasten bei Ratten ist die typische Darmoberfläche mit ihren Zotten flach geworden. Wenige Stunden nach erneuter Nahrungszufuhr bauen sich die Darmzotten zügig wieder auf. Auch beim Menschen ist dieses Phänomen nach langen Phasen der Nulldiät beschrieben worden. Eventuell dient die riesige Darmoberfläche (ca. 200–600 m^2) als Eiweißvorrat. Einige FastenexpertInnen sehen darüber hinaus in dieser selektiven Umbaufähigkeit ein großes therapeutisches Potential für die Heilung von Kolitis und anderen Erkrankungen des Verdauungstraktes.

Der Aufbau müsste dann äußerst vorsichtig und schrittweise geschehen – auf alle Fälle unter ärztlicher Aufsicht: In einer Studie des norwegischen Forschers Kjeldsen-Kragh wurde ein Nahrungsmittel nach dem anderen wieder eingeführt. Nahrungsmittel, die Symptome ausgelöst haben, wurden aus der Diät gestrichen.

Entwässerung/Entsalzung

Das Fasten bietet eine natürliche Möglichkeit, gestautes Wasser und überschüssiges Salz auszuscheiden. Abnormale Wassereinlagerungen (Ödeme), die durch Herzschwäche oder zu schlaffe Venen entstanden sind, z. B. in den Beinen, entleeren sich in den ersten Fastentagen. Die Entleerung des Verdauungstraktes sowie die Freisetzung des an Glykogen und Eiweiß gebundenen Wassers verstärkt ebenso die Wasserausscheidung. Diese Entwässerung kann bei sog. Plethorikern (Menschen, die oft an Bluthochdruck leiden, ein bauchbetontes Übergewicht haben, vital und rot im Gesicht sind) in der ersten Woche bis zu 1 Liter Flüssigkeit pro Tag betragen – sie fühlen sich wie befreit. Im späteren Fastenverlauf ist die tägliche Wasserausscheidung geringer.

Auf die anfängliche Entwässerung reagieren die Nieren mit der Produktion des Hormons Aldosteron, das der Natriumausscheidung entgegen wirkt: Der Körper hält das Salz zurück. Aus diesem Grund sollte der Salzkonsum während des Aufbaus in den ersten Tagen sehr gering gehalten werden: der Körper ist »gierig« danach. Also Vorsicht mit Brot, Käse und Fertigprodukten unmittelbar nach dem Fasten!

Eiweißabbau – Lösung zum Rätsel auf Seite 19

Wenn kein Eiweiß von außen zugeführt wird, ist der Körper auf den eigenen »Eiweißpool« angewiesen, den er umverteilt und zur Zell- und Strukturerneuerung und Glukoseneuerstellung verwendet. Eiweißquellen beim Fasten sind Leber, Muskulatur, Darmschleimhaut, der Eiweißanteil des Fett- und Bindegewebes sowie mögliche »Schlackeneiweiße«. In der Naturheilkunde sieht man in dem geringen fastenbedingten Eiweißverbrauch die Chance, auch alte, pathologische und entbehrliche Eiweißstrukturen oder -moleküle mit zu verstoffwechseln und dadurch Zellen und Bindegewebe davon zu befreien.

Der Eiweißbestand eines Menschen kann mit einem Wald verglichen werden: Braucht man Holz zum Heizen, wird man zunächst die alten Äste vom Boden aufsammeln und die geschädigten Bäume fällen. Der Wald kann hinterher besser gedeihen.

Die Wirkungen des Fastens

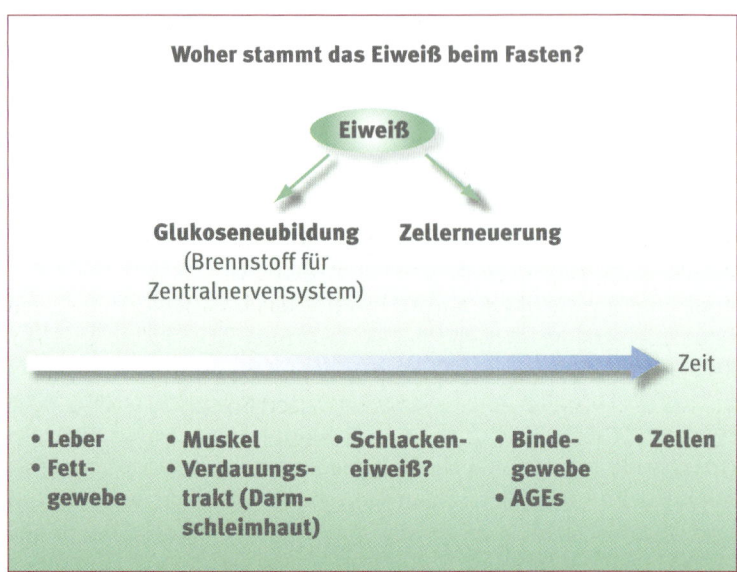

Eiweißquellen beim Fasten

Fasten ist eine Operation ohne Messer. Es schneidet das Überflüssige weg und schont das Gesunde.
Erwin Hof

Erst in jüngster Zeit ist bekannt geworden, dass die Körperzellen einen komplizierten Mechanismus zum Eiweißabbau aufweisen. Falsch gefaltete oder denaturierte Eiweiße aller Arten werden selektiert und wieder neu gefaltet oder in ihre Bestandteile zerlegt, damit sie andernorts wieder für Synthesen verfügbar sind. Zu denaturierten, körperfremden Eiweißen gehören Antigen-/Antikörper-Immunkomplexe, durch freie Radikale geschädigte Proteine, infolge von Bräunungsreaktionen quervernetzte Eiweiße, nichtenzymatische Glykolisierungsendprodukte (AGEs – advanced glycation endproducts oder Immunkomplexe), z. B. kanzerogene Acrylamide, die in Chips und Pommes frites zu finden sind. Es ist plausibel, dass diese beim Fasten verstoffwechselt werden. Beim Abbau pathologischer Eiweiße verbessert sich nach Lothar Wendt die Mikrozirkulation, der Gas- und Nährstoffaustausch zwischen Blut und Zelle.

Aber keine Panik vor dem Eiweißabbau – die Zugvögel machen es uns vor: Der Vogel nutzt seine Fettreserven als Hauptenergiequelle und verliert daher kontinuierlich an Gewicht. Der nun leichter werdende Vogel braucht, um die gleiche Leistung zu erbringen, sowohl weniger Flügelmuskulatur als auch weniger Herzmuskel.

Fazit: Auch stark aktive Tiere können ohne Schäden Eiweiß in kleinen Mengen aus aktiven Muskelgruppen wie auch aus dem Herzmuskel mobilisieren. Einmal angekommen, werden sie sich wieder ernähren und Fettgewebe und Muskelmasse aufbauen, bis das Ausgangsgewicht wieder erreicht ist. Erlauben Sie mir noch eine kleine Spekulation: Eiweiß, das im Muskel, aber auch in anderen Körperstrukturen konzentriert ist, bindet viel Wasser an sich. Auch geringe Mengen Eiweiß, wenn sie beim Fasten verstoffwechselt werden, befreien Wasser: So trägt der Vogel also einen Reiseproviant mit sich, bestehend aus Nahrungsmitteln und Getränken.

Wer leichter ist, braucht weniger tragen.

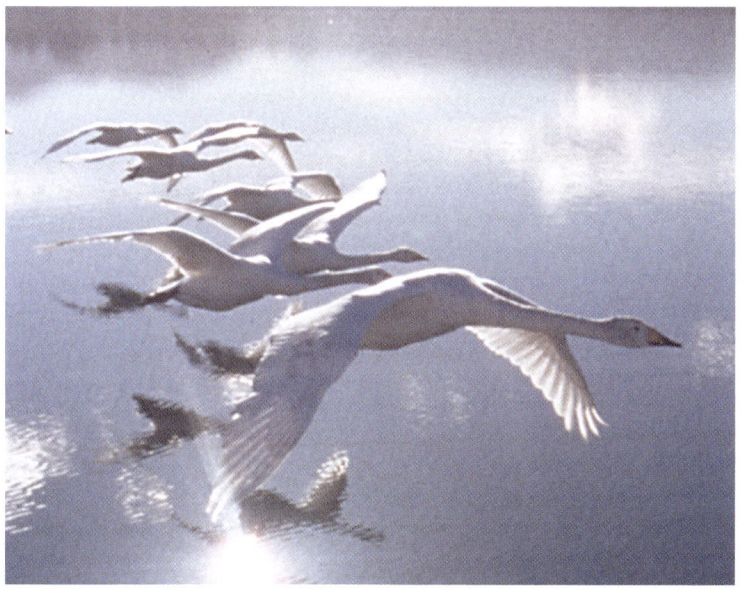

Die Wirkungen des Fastens

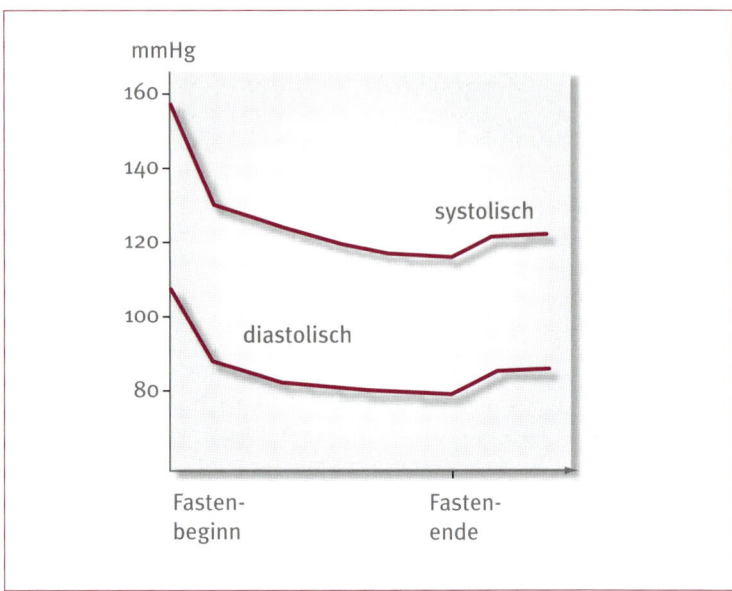

Blutdruckreduktion – schematischer Verlauf bei ca. 14 Tagen Fasten

Herz-Kreislauf-Entlastung

Durch die Umstellung auf innere Ernährung und die Ruhigstellung des Magen-Darm-Traktes entstehen Veränderungen im Herz-Kreislauf-System.

Die Verringerung der Flüssigkeit im Blut, im Gewebe und im Bauchraum (wo auch das Fettgewebe abnimmt) führt zu einer Entlastung des Herz-Kreislauf-Systems beim Fasten, dabei gehen Blutdruck und Pulsfrequenz zurück. Die Leistungsfähigkeit des Herzmuskels nimmt im Laufe des Fastens zu, und zwar besonders ab der 2. Woche, vor allem durch ein begleitendes Trainingsprogramm.

Verbesserung der Fließeigenschaften des Blutes

Das Fasten bewirkt eine natürliche Hemmung der Blutgerinnung, genauso wie bestimmte Medikamente (z. B. Marcumar), deswegen sollten Menschen, die diese Mittel einnehmen, z. B. nach Venenthrombose, nur unter ärztlicher Betreuung fasten.

Abneigung gegen das Rauchen

Im Gegensatz zu der häufigen Beobachtung, dass Menschen, die sich Gewichtsreduktionsdiäten unterwerfen, oft noch mehr Kaffee trinken und mehr Zigaretten rauchen als zuvor, ist es in der Klinik Buchinger am Bodensee bekannt, dass FasterInnen spontan weniger rauchen bzw. mit dem Rauchen ganz aufhören können. Oft fällt das sogar erstaunlich leicht. Dieses Phänomen konnte in einer Statistik der Klinik dokumentiert werden: Es wurde festgestellt, dass ca. 50% der RaucherInnen komplett aufhörten, mehr als 45% rauchten weniger und weniger als 5% rauchten unverändert viel.

Beim stationären Fasten fällt es leicht, mit dem Rauchen aufzuhören.

Indikationen und Kontraindikationen für das Fasten

Maria Buchinger, die viele Jahre Mitarbeiterin ihres Vaters war und in dieser Funktion seine Korrespondenz führte, fragte ihn einmal: »Viele Menschen möchten wissen, was das Fasten letztlich alles heilen kann?« Otto Buchinger antwortete: »Frag' mal was leichteres! Frag' mal, was das Fasten nicht heilen kann – das sind nur wenige Erkrankungen: Tuberkulose, Schilddrüsenüberfunktion und fortgeschrittener Krebs. Bei allen anderen, ganz besonders bei chronischen Erkrankungen, lohnt sich der Versuch.«

Die nachfolgenden Indikationen und Kontraindikationen wurden im Rahmen der Erstellung von »Leitlinien zur Fastentherapie« (siehe Anhang oder www.aerztegesellschaft-heilfasten.de) durch eine ExpertInnen-Runde der Ärztegesellschaft Heilfasten und Ernährung e.V. erarbeitet anhand der vorhandenen Erfahrung und Ergebnisse wissenschaftlicher Studien. In der folgenden Tabelle sind diese in vereinfachter Form zusammengefasst.

● **Tab. 2a: Fasten – Indikationen**

a. Fasten zur Prävention

Senkung von Risikofaktoren:

- Übergewicht
- erhöhte Blutfett-, Cholesterin- und Harnsäurewerte
- Stress
- Diabetes mellitus Typ 2 (Zuckerkrankheit)
- Bluthochdruck
- Rauchen

b. Fasten als Therapie

Herz- und Gefäßerkrankungen:

- Koronare Herzkrankheit (Arterienverkalkung der Herzkranzgefäße)
- Herzinsuffizienz
- Arterielle Durchblutungsstörungen
- Venöse Insuffizienz (Venenschwäche und Beinhautgeschwüre)

Rücken- und Gelenkerkrankungen:

- Degenerative: Arthrose, Arthritis
- Entzündliche: Rheumatoide Arthritis, Morbus Bechterew

Erkrankungen des Verdauungssystems:

- Funktionelle Magen-Darm-Erkrankungen
- Chronisch-entzündliche Darmerkrankungen
- Chronische Verstopfung

Chronische Lebererkrankungen

Allgemeinbefinden:

- Psychische und körperliche Erschöpfung
- Depressive Verstimmung
- Chronische Müdigkeit

Verschiedene Erkrankungen:

- Infektanfälligkeit (obere Atemwege, Nebenhöhlen, Blase)
- Migräne und Kopfschmerzen
- Allergien (Asthma, Heuschnupfen, Nesselsucht), Neurodermitis
- Weibliche und männliche Fruchtbarkeitsstörungen (Infertilität)
- Störungen in der Menopause
- Prämenstruelles Syndrom
- Fibromyalgie
- Glaukom
- Akne

● **Tab. 2 b: Fasten – Kontraindikationen**

- Kachexie (extremes Untergewicht)
- Anorexia nervosa (Magersucht)
- Dekompensierte Schilddrüsenüberfunktion
- Fortgeschrittene Störungen der Gehirndurchblutung
- Fortgeschrittene Leber- oder Niereninsuffizienz
- Schwangerschaft und Stillzeit

Zustände, die ein Risiko darstellen:

Die Betreuung durch eine/n erfahrene/n Fastenarzt/-ärztin ist erforderlich!

- Suchterkrankungen (Alkohol, Essstörung)
- Magen-, Zwölffingerdarmgeschwüre
- Fortgeschrittene koronare Herzerkrankung
- Netzhautablösung
- Psychose
- Diabetes mellitus Typ 1
- Bösartige Erkrankungen (Krebs)

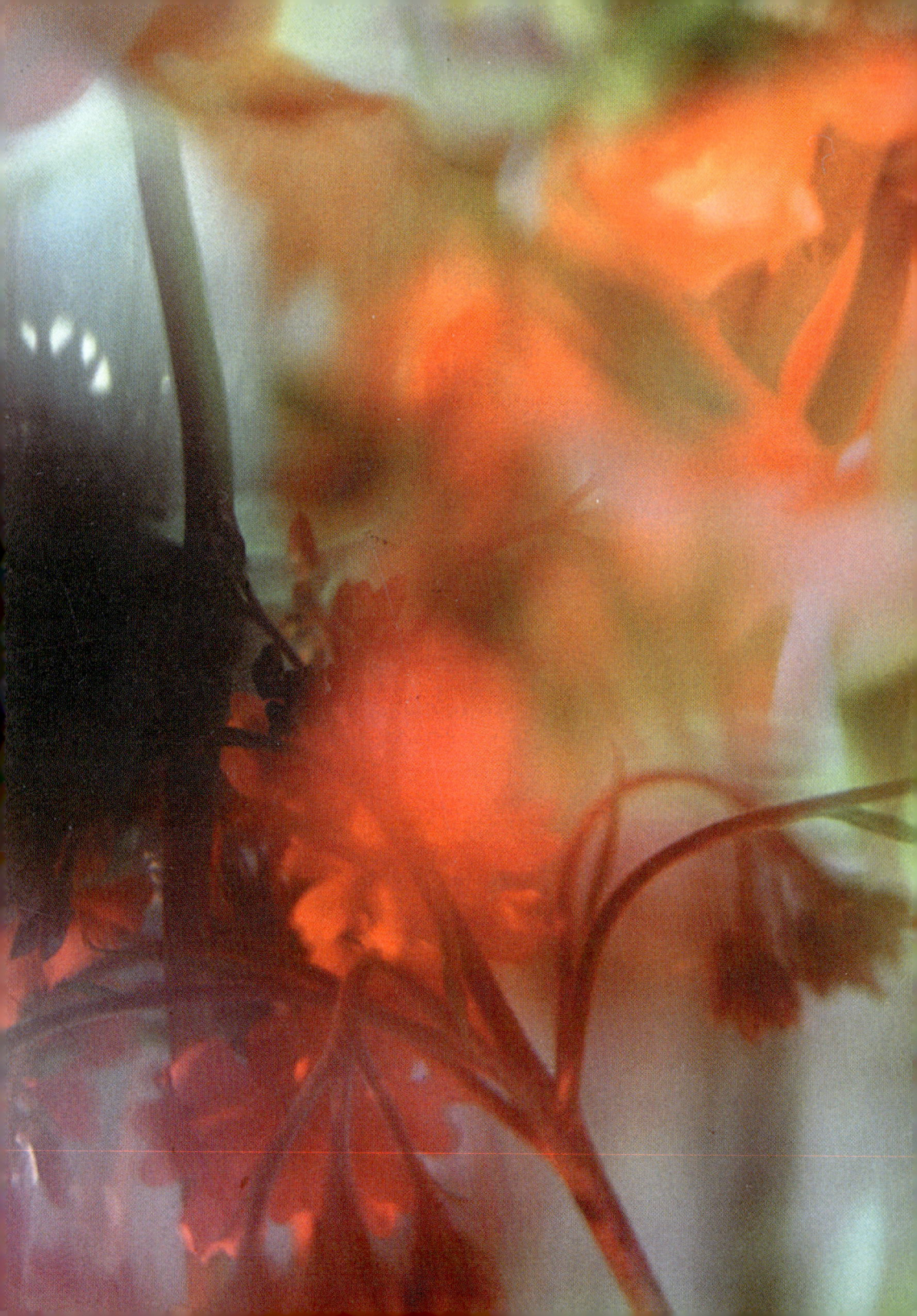

Psychische Wirkungen des Fastens

Fasten als ganzheitliche Methode wirkt nicht nur auf körperlicher Ebene, sondern es harmonisiert auch die Psyche.

Psychische Wirkungen des Fastens

Innere Harmonie durch Fasten

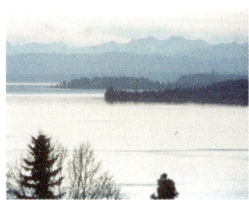

Die meisten Menschen, die regelmäßig in eine Fastenklinik gehen, freuen sich Wochen im voraus darauf, weil sie erlebt haben, wie wohl sie sich beim Fasten fühlen. Ein mir bekannter Internist dagegen, der vom Fasten nichts hält, hat schon Angst davor, mehr als einige Stunden ohne Nahrung zu sein, weil er sich dabei einen »Raubbau an seinem Körper« vorstellt. Der erfahrene Faster weiß, dass das Hungergefühl ausbleibt, der andere stellt sich vor, mehrere Tage wie ein hungriger Wolf unter größtem Stress leiden zu müssen. Die im Jahr 1956 durchgeführte Minnesota-Studie ergab, dass Soldaten, die 35 Tage lang in die Wüste geschickt wurden und so gut wie nichts zu essen bekamen, aggressiv oder depressiv wurden. Man sprach von »dieting depression« (Gewichtsreduktionsdepression). Inzwischen wurde diese Ansicht korrigiert: Gute Gewichtsreduktionsprogramme und auch das Fasten verbessern eher die Stimmung und das Selbstwertgefühl – vorausgesetzt, sie werden freiwillig durchgeführt und fachkundig betreut.

Viele Menschen – besonders Mediziner und Ernährungswissenschaftler –, die im Krieg Hunger erlitten haben, reagieren auf das Wort Fasten negativ. Sie sind von ihren Vorbehalten kaum abzubringen. Im Unterschied dazu stehen die jüngeren Generationen dem Fasten und einer Selbsterfahrung viel offener gegenüber.

»Beim freiwilligen Heilfasten und religiösen Fastenritualen kommt es offenbar zu besonderen psychischen Effekten«, sagt der Neurobiologe Professor Gerald Huether aus Göttingen. Seine Untersuchungen bei Tieren sowie bei Menschen in einer Fastenklinik zeigten, dass beim Fasten die Wirkung des Botenstoffes Serotonin verstärkt wird. Serotonin ist bekannt als »Glückshormon«, weil es im gesamten Nervensystem einen langanhaltenden Harmonisierungseffekt entfaltet. Bei den Stresshormonen (Adrenalin, Noradrenalin, Cortisol) machte Huether bei Fastenden ebenso interessante Beobachtungen: Nach kurzem anfänglichen Anstieg sinken diese Stresshormone unter den Ausgangswert bei freiwillig Fastenden, steigen jedoch bei Menschen, die zum Hungern gezwungen werden. Somit ist bewiesen, dass die innere Einstellung eine entscheidende Rolle spielt.

Fastenärzte und -ärztinnen können beim stationären Fasten bestätigen, dass sich nach wenigen Tagen oder sogar Stunden die Stimmung Fastender allgemein verbessert, bis hin zu spontanen Glücksgefühlen und gelegentlichen euphorischen Zuständen. Heutzutage ist dies durch international anerkannte Fragebögen zur Lebensqualität mehrmals dokumentiert. In einer Studie wurden 372 PatientInnen, die in den letzten 40 Jahren mehr als 10-mal in unserer Klinik gefastet hatten, befragt: »Was fanden Sie am Fasten besonders positiv?« Hier sind die Antworten in der Reihenfolge:

1. Wohlbefinden, erhöhte Vitalität
2. Innere Harmonie, Stabilisierung
3. Abstand von Alltagsproblemen/regenerierende Pause
4. Stressabbau
5. Besinnung
6. Lösungsfindung bei Problemen.

Eine Art Lösung und Lockerung des verkrampften seelischen Gefüges ist erkennbar, eine Klärung der Lage und eine höhere Feinfühligkeit. Das analytische Denken ist anfangs erschwert, die Intuition vertieft und erleichtert.
Dr. Otto Buchinger, aus »Das Heilfasten«

Fasten ist nicht Hungern

Beim freiwilligen Fasten können sich positive seelische Stimmungen einstellen, die ein inneres Wachstum ermöglichen. In diesem Sinne gehört das Fasten zu den Methoden, die heute unter dem Begriff »vision quest« (Suche nach der eigenen Lebensvision) eingestuft werden. Im Hunger wird dagegen Angst und Frustration erlebt, der Hungernde steht unter Druck und fürchtet um sein Leben. Er bleibt unter Stress. Die harmonisierende Wirkung des Serotonins ist durch Unruhe und Nahrungssuche verdeckt. Hier sind in erster Linie chronische Hungersnöte und Mangelernährung gemeint.

Hungern – auch im Schlaraffenland

Es gibt heutzutage Situationen, in denen das Hungern selbst herbeigeführt wird: An Hungerstreiks und Magersucht (Anorexia nervosa) ist zu denken, aber auch an einige Methoden der Gewichtsreduktion, wie Jaw wiring (Gebissverdrahtung), der Magenballon, der Raum im Magen einnimmt, und das Gastric

Psychische Wirkungen des Fastens

Banding (Magenband), eine chirurgische Reduktion des Magens, bei der nur noch kleine Nahrungsmengen aufgenommen werden können.

Zu Recht werden Sie sich fragen, ob ein Mensch nach solchen Operationen hungert oder es schafft, den erzwungenen Verzicht innerlich zu bejahen und die gleiche Einstellung wie ein Fasten-

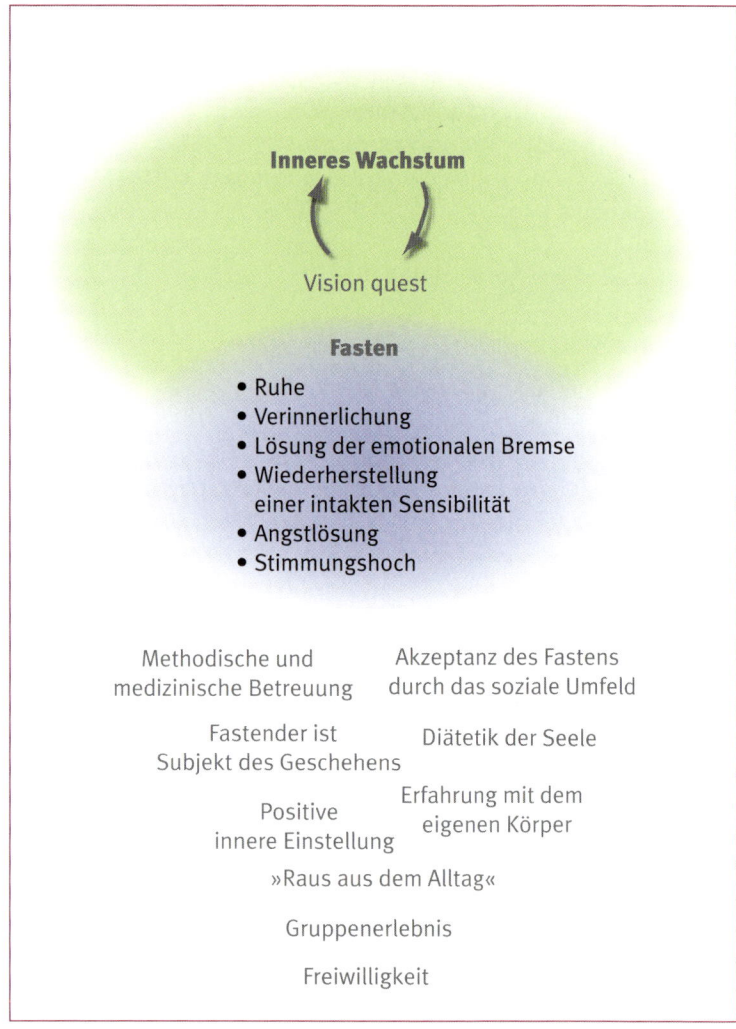

Fasten ist nicht hungern: Die richtige innere Einstellung zum Fasten führt zu innerem Wachstum.

Fasten ist nicht Hungern

```
Unfreiwillig:
chronische Hungersnöte,
Not, Krieg, Armut, Verluste

Verwandte und »Experten«
warnen vor Gefahren

Hungernder ist Opfer
des Geschehens

Keine seelisch-psychische
Betreuung

Keine körperliche Pflege

Zwang, Kontrolle
```

Hungern
- Nahrungsobsession
- Stress
- Angst
- Leiden
- Apathie
- Depression
- Mangelerscheinungen

Zwang und Unfreiwilligkeit führt zum Hungern

der zu erlangen. Sonst kann es in der Phase der Gewichtserhaltung zu unkontrollierten Essattacken kommen sowie zu schneller Wiederzunahme des Gewichtes.

Mit dem kirchlichen Zwangsfasten haben manchmal auch die Religionen eine Art des Hungerns initiiert, anstatt die befreiende Vision des Heilfastens zu erschließen. Manche Fastende setzen sich selbst so stark dem Zwang der Gewichtsreduktion aus, dass kein innerer Raum entstehen kann und sie eher als »Hungernde« bezeichnet werden müssten. Hier können fastenbegleitende psychotherapeutische Maßnahmen hilfreich sein.

Psychische Wirkungen des Fastens

Jeder kann zaubern, jeder kann seine Ziele erreichen, wenn er denken kann, wenn er warten kann, wenn er fasten kann.
Hermann Hesse, Siddhartha

Umgekehrt kann sich eine Zwangssituation, in der man eigentlich hungern würde, in freiwilliges Fasten umwandeln: Meinem Cousin, einem routinierter Faster mit starkem Übergewicht, wurden eines Tages die Mandeln entfernt. Er hatte nach der Operation massive Schluckbeschwerden und konnte nichts mehr essen. Man wollte ihn mit Infusionen ernähren, was er strikt ablehnte – und er fing an zu fasten. Die Heilung wurde dadurch beschleunigt und eine Gewichtsreduktion war der willkommene Zusatzeffekt.

Grundsätzlich besitzt ein Mensch die innere Freiheit, sein Hungern in ein Fasten zu verwandeln – umso mehr, wenn es sich um vorübergehenden Nahrungsentzug handelt und bereits Fastenerfahrung besteht.

Wie verändert sich die Psyche während des Fastens?

Man kann nur staunen über die Tatsache, dass beim Fasten spontan die harmonisierende Serotoninwirkung im Gehirn verstärkt wird. Die meisten Menschen nehmen heute eher Psychopharmaka, um den gleichen Effekt zu erlangen.

▪ Das serotonerge System

Die Informationsverarbeitung im Gehirn ist ein integrativer Prozess, bei dem die unzähligen Erregungen, die von den Sinnesorganen sowie aus verschiedenen anderen Gehirngebieten zusammenströmen, zu einem inneren Bild zusammengefügt werden. Beim Integrationsprozess so unterschiedlicher Informationen herrscht immer eine gewisse Unruhe. Dafür, dass diese Unruhe nicht zu stark wird und die unterschiedlichen Erregungsmuster harmonisiert und sinnvoll verarbeitet werden können, sorgen übergreifende Systeme. Eines von ihnen wirkt über die Ausschüttung des Botenstoffes Serotonin, man nennt es daher »serotonerges System«. Rhythmisch und mehrmals pro Sekunde wird das Gehirn mit einem kleinen Schwapp Serotonin überflutet.

Auf diese Weise werden die in verschiedenen Regionen des Gehirns ablaufende Erregungen und Verarbeitungsprozesse harmonisiert. Anschließend wird wie durch kleine Staubsauger das Serotonin wieder in die Zellen zurückgeholt. Solche Staubsauger können in ihrer Aktivität gebremst werden, so dass sich der harmonisierende Effekt verstärkt und ein Glücksgefühl entsteht und sogar länger andauert – genau das passiert mit dem Serotonin beim Fasten.

Das gleiche bewirken auch Medikamente wie Antidepressiva oder illegale Drogen wie Ecstasy; allerdings ist die Freisetzung von Serotonin bei Ecstasy so massiv, dass es im Gehirn zu Schäden kommt. Auch fett- und zuckerhaltige Speisen (z. B. Schokolade, Chips) führen zu einer vermehrten Serotoninausschüttung und machen uns glücklich, allerdings nur kurzfristig! (Zusammenfassung aus Gerald Huether: »Die unbewusste Manipulation von Stimmungen und Gefühlen«.)

Was hebt beim Fasten die Stimmung und geht einher mit der Freisetzung von Glückshormonen?

Beim Fasten wirken der Urlaubseffekt und das Gruppenerlebnis anregend und erneuernd, ebenso wie eine schöne Massage, der Abstand von Stressoren und die zeitlich begrenzte freiwillige Trennung von Partnern, Freunden und Angehörigen. Hinzu kommen spezifische Fastenwirkungen, die den Menschen zu seiner existentiellen Wahrheit zurück bringen kann, indem er sich aus festgefahrenen Bahnen löst. Einige dieser Aspekte wollen wir jetzt betrachten.

Fasten verändert den Blickwinkel.

Das Erlebnis der Selbstheilungskräfte am eigenen Leib

Wenn beispielsweise Gelenkschmerzen innerhalb kürzester Zeit spontan nachlassen und man sich wieder bewegen kann oder sich ein Bluthochdruck normalisiert, obwohl lebenslange Medikamenteneinnahme in Aussicht stand, sich Kopfschmerzen, Heuschnupfen oder Hautkrankheiten innerhalb von wenigen

Psychische Wirkungen des Fastens

Fasten stärkt das Selbstvertrauen.

Tagen verschwinden, wie es im Fasten häufig geschieht, verspürt man ein Stimmungshoch sowie Hoffnung und Vertrauen in die eigenen Selbstheilungskräfte. Das bewusste Erleben der Selbstheilungskräfte ohne medikamentöse Unterstützung ist für Menschen in den Industrienationen selten geworden. Dieses Erlebnis versetzt den Betroffenen in einen Zustand des Staunens über das eigene Heilungspotenzial.

■ Der Darm – das 2. Gehirn

Forscher sind dabei zu dokumentieren, dass mit Hilfe eines wichtigen Nervensystems (Plexus von Auerbach und Meissner) das Darmmilieu ständig »analysiert« und seine Informationen an Gehirnzentren weitergeleitet wird. Je nach Situation, je nach Gesundheit des Darmes und seiner Flora (bakterielle Besiedlung) und der vorhandenen Gärungs- und Fäulnisprozesse wird die Stimmung beeinträchtigt. Schon die Sprache verrät, dass der Melancholiker (Melancholie: aus dem Griechischen = schwarze Galle), dessen gestörte Gallenfunktion die Verdauungsprozesse beeinträchtigt, eine Tendenz zu Depressivität und Apathie aufweist. Der rundwüchsige Pykniker, bei dem die Verdauungsfunktion kräftig ausgeprägt ist, ist hingegen eher fröhlich. Die Wechselwirkung zwischen Darmgesundheit und Stimmungslage ist bekannt. Durch die Ruhigstellung des Magen-Darm-Traktes und das Verschwinden einer krankhaften Darmflora, die während des Fastens nicht mehr genährt wird, ist es plausibel, dass den Gehirnzentren Frieden und Harmonie als Botschaft vermittelt wird.

Die Unterbrechung von Verhaltensmustern

Beim Fasten verlässt man eingefahrene Bahnen.

Typisch für heute sind überarbeitete Menschen, die in einen Teufelskreis des zu viel Arbeitens, zuviel Essens, Trinkens, Rauchens und zu wenig Schlafens geraten. Daneben haben sie auch zu wenig Freude, vernachlässigen ihre Beziehungen und wachen morgens mit dem Gedanken auf: »So kann es nicht weiter gehen! Ich muss etwas tun!« Das Fasten bietet die Chance, alle Verhaltensmuster, besonders die gestörten und krankmachenden, zu unterbrechen und weg von den alltäglichen Tages- und Wochenstrukturen wieder zu einem inneren Gleichgewicht zu gelangen.

Mehr Zeit zur Verfügung durch Umstellung auf Autopilot

Dieses himmlische Gefühl, nicht mehr unter Zeitdruck zu stehen, ist die erste Belohnung für den Fastenden: Man braucht nicht mehr zu kochen, sich zum Essen nicht mehr an einen Tisch setzen; und damit entfallen auch andere Aktivitäten wie Einkaufen und Essenszubereitung. Der Mensch lebt auf »Autopilot«: Er wird nach Bedarf aus seinem Speicher versorgt, ohne Einfluss des Bewusstseins und des Willens.

Nahrungsbeschaffung und -aufnahme stehen nicht mehr im Mittelpunkt – man gewinnt Zeit für andere Dinge.

Der berühmte Künstler Günter Uecker beschrieb dies mit den Worten: »Ich kann beim Fasten stundenlang damit verbringen, die Bewegungen eines Grashalmes im Wind auf der Wiese zu beobachten. Die Zeit im Fasten ist nicht mehr zerteilt, nicht mehr durch den Rhythmus von Hunger und Sättigung geprägt. Ich komme von der Erschöpfung zur Schöpfung«.

Es entsteht ein Zeit-Raum. Einige Fastende genießen die Stille und die Einsamkeit. Andere verspüren den Drang nach Aktivitäten, für die es sonst keine Zeit gibt: ein Zimmer aufräumen, eine längst fällige Arbeit zu erledigen, einen Brief schreiben, in ein Konzert gehen, Zeit für Kunst, Tanzen, Spielen haben. Zeit und Raum zu haben kann den Zugang zur eigenen Kreativität eröffnen und neue Erfahrungen bringen. Menschen, die seit dem Kindergarten nicht mehr gemalt haben, ergreifen plötzlich den Pinsel oder wagen es, wieder zu singen oder zu dichten.

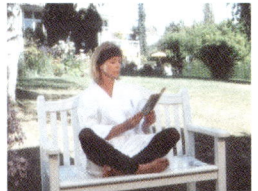

Veränderte Schlafqualität

Mit fortschreitendem Fasten nimmt der Schlafbedarf ab – auch ein Zeitgewinn! Nachtstunden haben eine andere Qualität als Tagesstunden, deswegen wird in der Tradition das Fasten oft mit dem Wachsein verbunden. Die besondere Qualität des Fühlens und Denkens in der Nacht werden erschlossen. Besonders, wenn sie mit Traumerlebnissen verbunden sind, können sie zu Bewusstwerdungsprozessen und sogar zu kleinen »Erleuchtungen« führen. Die Gelassenheit im Umgang mit dem Wachsein in

Psychische Wirkungen des Fastens

der Nacht ist deshalb möglich, weil man am nächsten Tag keinem Leistungsdruck ausgesetzt ist, am nächsten Morgen länger ausschlafen oder sich in der Mittagspause erholen kann.

Vom materiellen zum virtuellen Essen

Durch Fasten in andere Bewusstseinsebenen.

Statt der üblichen Verdauung von materieller Nahrung stellt der Körper beim Fasten auf eine Art virtuelles Essen um: Der Bauchraum wird ruhig. In metaphorischer Sprache könnte man diesen Vorgang als eine Art »Dematerialisierung« beschreiben. Der Fastende wird in eine Stoffwechsellage versetzt, die einen Gegenpol zum Konsum darstellt.

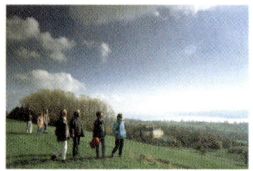

Sensible Menschen beschreiben manchmal das Gefühl, eins zu sein mit den kosmischen Kräften, etwa bei einer Wanderung am frühen Morgen oder beim Baden im See. Der Fastende verspürt keinen körperlichen Hunger – er ist bereit für die Diätetik der Seele. Er öffnet sich für eine Welt der feineren Wahrnehmungen: Sr Christianne Meroz spricht von einer Mystik des Alltags, die zugänglich wird durch das Staunen, die Neugier, die Aufmerksamkeit, die Träumerei und schließlich durch den Segen: Alte Worte können sich Fastenden neu erschließen.

Erhöhte Wahrnehmung sinnlicher Signale

Fasten schärft die Sinne.

Tatsächlich berichten fastende Menschen, dass sie eine erhöhte Sensibilität für alle Sinneswahrnehmungen erleben: »Meine Augen öffneten sich wie neu für den Reichtum der Farben und Formen.« »Noch nie im Leben habe ich Gerüche so intensiv wahrgenommen wie beim Fasten.«.

Eines ist sicher: Wenn man nach dem Fasten wieder mit der Nahrungsaufnahme beginnt, schmecken einfache Lebensmittel wie ein Apfel oder eine Kartoffelsuppe geradezu grandios.

Eines der großen Geheimnisse des Fastens ist, dass beim Genuss kein Verlust eintritt. Sie werden zu recht fragen: »Was soll ich genießen, wenn ich nichts esse?« Das Fasten entpuppt sich als

■ Essen aus Frust: bewusst erlebt

Ein amerikanischer Musikliebhaber war beunruhigt, weil er während seines ersten Fastens beim Hören seiner Lieblingsstücke von Bach in einen Glückszustand versetzt wurde, den er noch nie zuvor erlebt hatte. Wir beruhigten ihn und empfahlen ihm, sich diesem Glückszustand hinzugeben. Dann hatte er ein Schlüsselerlebnis: Während einer seiner Musik-»Trancen« bekam er einen Telefonanruf von seiner Firma aus New York. Obwohl die Nachrichten nicht schlecht waren, spürte er einen Drang zum Essen, den er schon seit mehreren Tagen nicht mehr verspürt hatte. Herausgerissen aus diesem Erfüllungszustand reagierte er also mit Gier nach Nahrung. Seelische Frustrationen werden zu oft mit Nahrung verdrängt.

---

ein Raum zum Genießen subtilerer Botschaften: Je mehr sich die Genussmittel reduzieren, desto mehr steigert sich die Genussfähigkeit.

Der Verzicht nimmt nicht. Er gibt. Er gibt die Größe des Einfachen.
Heidegger

Fasten – Schule des Loslassens

Die Kontrolle über das Essverhalten aufzugeben, um die Versorgung mit Energie auf Autopilot umzuschalten, ist eine Schule des Loslassens. Der Fastenrhythmus ist langsamer, aber intensiver. Man ist auf Fett angewiesen, das für langandauernde, aber gemäßigte Leistungen zuständig ist. Man muss sparsam umgehen mit dem Beschleunigungsmittel Zucker (Glukose). Somit wird man in die Welt des »slow food« versetzt. Die gleiche seelische Dynamik wie das Loslassen ist die der Versöhnung und Vergebung. Jom Kippur, der große jüdische Fastentag, heißt »Tag der großen Versöhnung«. Loslassen ist das Thema aller Meditationsformen, daher kann das Fasten als eine Art Körpermeditation betrachtet werden. Weiterhin geht es bei jedem Fasten um eine symbolische Übung des heiteren Sterbens. Ein alter Fastenarzt vertritt wie die Inder die Meinung, dass man sich, wenn die Zeit des Sterbens gekommen ist, einfach in das Fasten begeben sollte.

Psychische Wirkungen des Fastens

Dr. Otto Buchinger selbst starb im 89. Lebensjahr, umgeben von wenigen vertrauten Angehörigen. Er wusste, es war Zeit für ihn »heimzugehen«, wie er selbst sagte. Dieser friedliche Tod ist seinen Angehörigen in bleibender Erinnerung. Hat ihm seine langjährige Fastenerfahrung dazu verholfen?

Therapeutische Regression und Wahrnehmung emotioneller Bedürfnisse

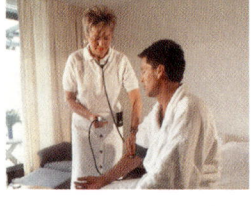

Fasten weckt das »innere Kind«.

Beim betreuten Fasten haben Sie die Chance, Zuwendung, Berührung und Kontakt zu erleben, aber auch Gefühle zuzulassen und zu empfinden wie ein Kind. Um diese sog. »therapeutische Regression« erleben zu können, sollten Fastende sich geborgen fühlen und betreut werden. Viele naturheilkundliche Anwendungen wie Wickel, Massagen sowie warme und feuchte Behandlungen und auch die Darmhygiene setzen voraus, dass wir TherapeutInnen in unsere Intimsphäre eintreten lassen. Fastende sollten mittags liegen, können vorübergehend Schwäche erleben und können es besser zulassen, bemuttert und berührt zu werden. Die zugelassene Regression ins Kindesalter löst die Emotionen und befreit den Kreislauf der Tränen. Sie bietet die Chance, wahrzunehmen, wie viele unerfüllte Bedürfnisse wir haben und somit adäquate Bewältigungsstrategien zu entwickeln.

■ Einige menschliche Grundbedürfnisse

- Ernährung, Bewegung
- Eine Heimat, ein zu Hause
- Arbeit
- Sexualität, Liebe geben und bekommen
- Kontakte, Beziehungen
- Verstanden-, gesehen-, gehört-, berührt werden (Zuwendung)
- etwas bedeuten, dazu gehören usw.

Adäquate Bewältigung von unerfüllten Bedürfnissen:

- Mangel wahrnehmen (Gespräche und andere Therapieformen)
- Suche nach Befriedigung des Grundbedürfnisses
- Ersatzhandlung (bewusst)
- Kampf gegen die Hindernisse zur Befriedigung
- Trauerarbeit, mit Mangel umgehen lernen, Mängel sublimieren, z. B. Kunst, karitative Arbeit, Spiritualität

Fasten – symbolische Rückkehr in den Mutterleib

Als Fötus im Mutterleib wurden Sie über die Plazenta direkt aus dem Blut Ihrer Mutter mit Nährstoffen versorgt. Ihr eigener Verdauungstrakt wurde nicht in Anspruch genommen, dabei sind Sie gewachsen und gediehen. Nach der Geburt waren Sie für Ihre Nährstoffversorgung auf Ihr eigenes Verdauungssystem angewiesen. Im Erwachsenenalter stellt das Fasten eine dem Leben im Mutterleib symbolisch vergleichbare Situation dar: Ein Fastender lebt von gespeicherten Nährstoffen, hauptsächlich Fett, die direkt in sein Blut gelangen. Dabei sind, wie beim Fötus, seine Verdauungsorgane ruhiggestellt. Das Fastenbrechen mit einer Geburt zu vergleichen liegt nahe, deshalb lautet der Titel eines Fastenratgebers: »Wie neugeboren durch Fasten.« Den Fastenden umgeben ähnlich wie in einer Gebärmutter eine Reihe von Schutzschichten: die Fastenklause, die Fastengruppe, eine Institution mit einem therapeutischen Team, und beim religiösen Fasten eine Glaubensgemeinschaft. Sich selber immer wieder zu gebären, ist eine symbolische Botschaft des Fastens.

Psychische Wirkungen des Fastens

Etwas, was unmöglich erschien, ist doch möglich

Fasten öffnet Horizonte.

Die Faszination, die einige Menschen ergreift, wenn sie beim Fasten feststellen, dass sie sich weder schwach noch hungrig fühlen, sondern vital und befriedigt, ist ein wesentliches psychologisches Moment: »Wenn diese ungeahnte Fähigkeit in mir steckt, wenn das möglich ist, dann kann ich auch andere Grenzen versetzen.«

Krisen und mögliche negative psychische Wirkungen des Fastens

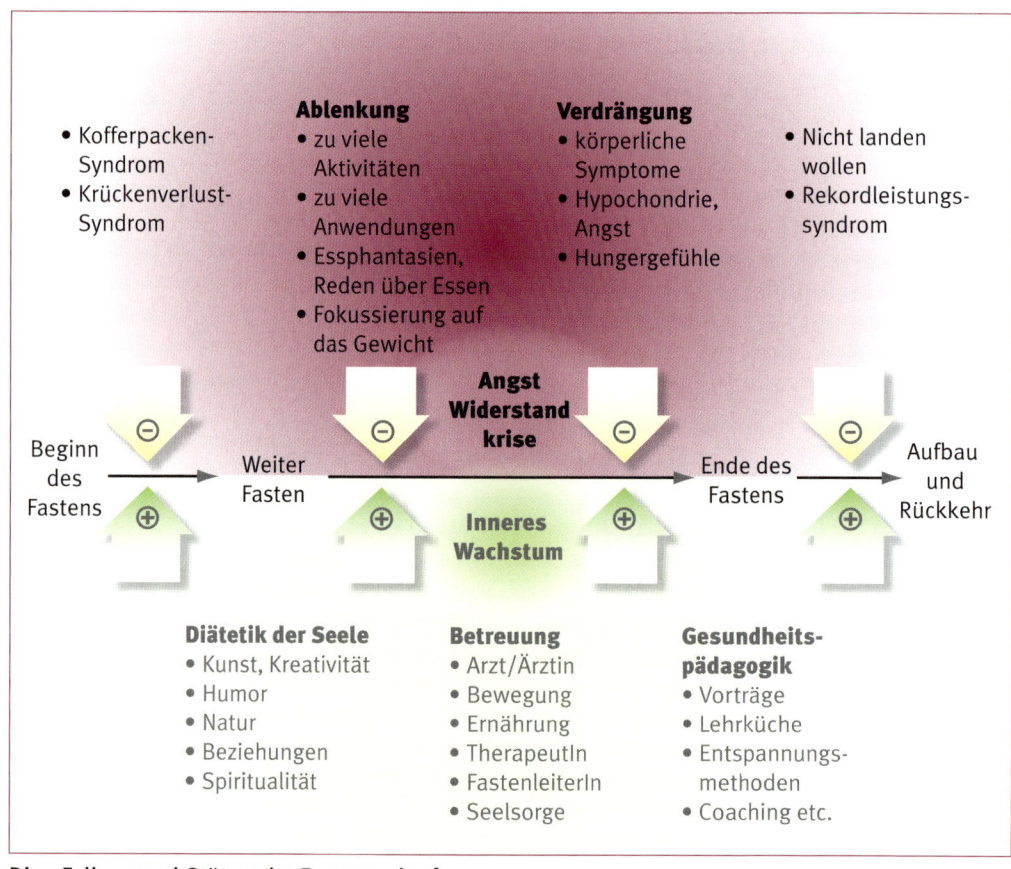

Die »Fallen« und Stützen im Fastenverlauf

Krisen und mögliche negative Wirkungen des Fastens

Bei der Entscheidung zum Fasten wird auf Gewicht, Ernährungszustand und körperliche Erkrankungen sehr geachtet, häufig aber nicht genügend auf die psychische Verfassung, ganz besonders bei sogenannten »Gesunden«. Wir dürfen nicht vergessen, dass das Fasten durch die serotonerge Stimmungsharmonisierung wie eine Droge missbraucht werden kann, besonders von Menschen, die ein unzureichendes Repertoire zur Bewältigung psychischer Belastungen und Ängste besitzen.

Vor der Entscheidung zum Fasten verdienen daher drei Faktoren größte Aufmerksamkeit: Die emotionale Stabilität eines Menschen, sein Essverhalten im Hinblick auf Magersucht, Bulimie und Binge eating (Essattacken) sowie die Existenz psychischer Störungen und Einnahme von Psychopharmaka.

Die Einteilung der FasterInnen in drei Kategorien (mit fließendem Übergang) kann sowohl während des Fastens als auch danach zur Entstehung einer positiven Psychodynamik verhelfen und Fastenkrisen und Nebenwirkungen vermeiden:

- Psychisch stabile Menschen
- Psychisch gestörte oder emotional unreife Menschen
- Menschen mit Suchtproblemen, Essstörungen und anderem.

Psychisch gesunde Menschen können ohne weiteres Fasten.

Bei den beiden letzten Gruppen muss in manchen Fällen vom Fasten abgeraten werden. Unabdingbar ist eine psychotherapeutische und (wenn vorhanden) seelsorgerische Behandlung.

Fasten bei psychisch stabilen Menschen

Es handelt sich dabei um Menschen, deren Grundbedürfnisse ausreichend befriedigt sind und die über gesunde Bewältigungsstrategien für Angst, Frustration und emotionale Mängel verfügen. Psychisch stabile Menschen gehen demnach durch die üblichen Engpässe des Lebens wie Verlust eines Angehörigen, Arbeitslosigkeit, Pensionierung, Unfälle oder Krankheiten hindurch. Oft warten erfahrene Faster bewusst auf die nächste Gelegenheit zu fasten, um eine Trauer verarbeiten zu können. Andere verdrängen negative Emotionen und Schicksalsschläge, die beim Fasten plötzlich wieder hochkommen können (Katharsis). Ängste vor der Entbehrung (weil man gegen den Urtrieb Essen handelt) können entstehen.

Kofferpacken-Syndrom

»Warum bin ich hier und tue mir das an?« denkt mancher am Anfang eines Fastens. Kurz danach ist man heilfroh, der Versuchung, den Koffer zu packen und abzureisen, nicht nachgegeben zu haben. Mit der Erfahrung lernt man, über diese immer wiederkehrenden Momente des Zweifelns zu lächeln.

Krückenverlust-Syndrom

Der Fastende verzichtet auf Rauchen und Alkohol sowie auf Aktivitäten, die im Übermaß auch Ersatzhandlungscharakter haben können, z. B. Arbeiten und soziale Aktivitäten. Somit gibt er einige Krücken auf, die ihm bisher im Alltag geholfen haben. Die Lösung ist: Nahrung für die Seele!

Rekordleistungssyndrom

Der Fastende will einen Fastenrekord leisten. Davor muss gewarnt werden, weil die Gefahr besteht, die vernünftige Fastenzeit zu überschreiten.

Nicht-landen-wollen-Syndrom

Besonders am Ende des Fastens will man manchmal in der serotonergen Harmonie des Fastens bleiben – ein Ruck ist dann notwendig!

Katharsis

Psychische Krisen beim Fasten zeigen sich als plötzliches Stimmungstief, Tränenausbruch oder auch durch körperliche Symptome wie Essgelüste oder Beschwerden. Es ist die Aufgabe der BegleiterInnen (FastenärztInnen, PsychologInnen, SeelsorgerInnen) einzuschätzen, ob es sich um eine primäre körperliche Störung oder um eine sog. Heilkrise handelt, die die Chance bietet, verdrängte Gefühle in einer geborgenen Atmosphäre wahrzunehmen und durch empathische Gespräche Lösungsstrategien aufzuzeigen.

Fasten bei psychisch gestörten Menschen

Psychiatrische Erkrankungen

In diesem Ratgeber können die möglichen Indikationen des Fastens bei psychiatrischen Erkrankungen nur angedeutet werden. Erwähnenswert ist, dass Professor Nikolajev in Russland und der amerikanischer Psychiater Allan Cott Schizophrene mit Fasten erfolgreich behandelt haben sollen. Weiterhin gibt es Belege dafür, dass Epileptiker durch eine ketogene Diät und Fasten stabilisiert werden können. Auf alle Fälle kommen die wenigsten Menschen primär wegen einer psychiatrischen Erkrankung zum Fasten, dennoch können Übergewichtige oder Rheumatiker eine solche aufweisen. Die Entscheidung, ob trotzdem Fasten indiziert ist oder nicht, kann nur durch einem Arzt in Rahmen eines stationären Aufenthaltes getroffen werden. Oft ist das Fasten aufgrund medikamentöser Therapien nicht ratsam.

Psychische Wirkungen des Fastens

Depressionen

Im Fall von Depressionen gibt es geteilte Meinungen: Handelt es sich um eine reaktive Depression bei emotional »vitalen« Menschen, etwa wie ein »Kurzschluss bei Überspannung«, kann ein Fasten mit psychotherapeutisch-seelsorgerischer Betreuung indiziert sein. Bei der Depression »mit leeren Batterien« sollte man statt Fasten andere Therapieformen wählen.

Sauberkeits-/Umweltneurose

Psychopathologische Tendenzen können gelegentlich Menschen zum Fasten bewegen: Wenn Menschen einen übersteigerten Bedarf haben, ihren Körper zu reinigen oder Angst vor Umweltverschmutzung soweit treiben, dass sie nicht mehr zu essen wagen, missbrauchen sie das Fasten für ihre krankhaften Handlungsweisen.

Fasten bei Übergewicht und Essstörungen

Nahrungsverzicht bei Übergewicht

Nahrungsbeschränkung bei Übergewichtigen ist immer etwas anders als für Normalgewichtige: Für Übergewichtige stellt das Essen von fetten und süßen Speisen sowie das Trinken von Alkohol oft eine Bewältigungsstrategie der eigenen Ängste und Mängel dar. So können Übergewichtige durch das Weglassen der Ersatzhandlungen aus der emotionalen Balance geraten.

Nahrungsverzicht bei Essstörungen

Essstörungen treten besonders bei jungen Frauen und mit steigender Tendenz auch bei jungen Männer auf. Die Gründe dürften darin liegen, dass junge Frauen häufig in dem sich rasch verändernden soziokulturellen Kontext (Übergangsphase zwischen einer Frauen unterdrückenden Gesellschaft zu einer Gesellschaft der Gleichberechtigung) wenig weibliche Rollenmodelle einer finanziell unabhängigen, autonomen und beruflich erfolgreichen Frau zur Verfügung haben. Die Unsicherheit und unbewusste Angst, die die neue Freiheit mit sich bringt, kann bei jungen Frauen zu extremer Gewichtsreduktion führen, da sie damit versuchen, sich durch Überanpassung an das heutige Modediktat des Dünnseins vermeintliche Sicherheit zu erwerben. Dabei geraten sie in den Teufelskreis des Hungerns bzw. zuviel Essens und bedienen sich dabei unbewusst endogener angstlösender Systeme wie dem des Serotonins (siehe S. 75).

In diesem Fall ist die Therapie nicht primär das Fasten, sondern die Bewusstwerdung der zugrunde liegenden Mechanismen und das Erlernen gezielterer Formen des Umgangs mit den Ursachen.

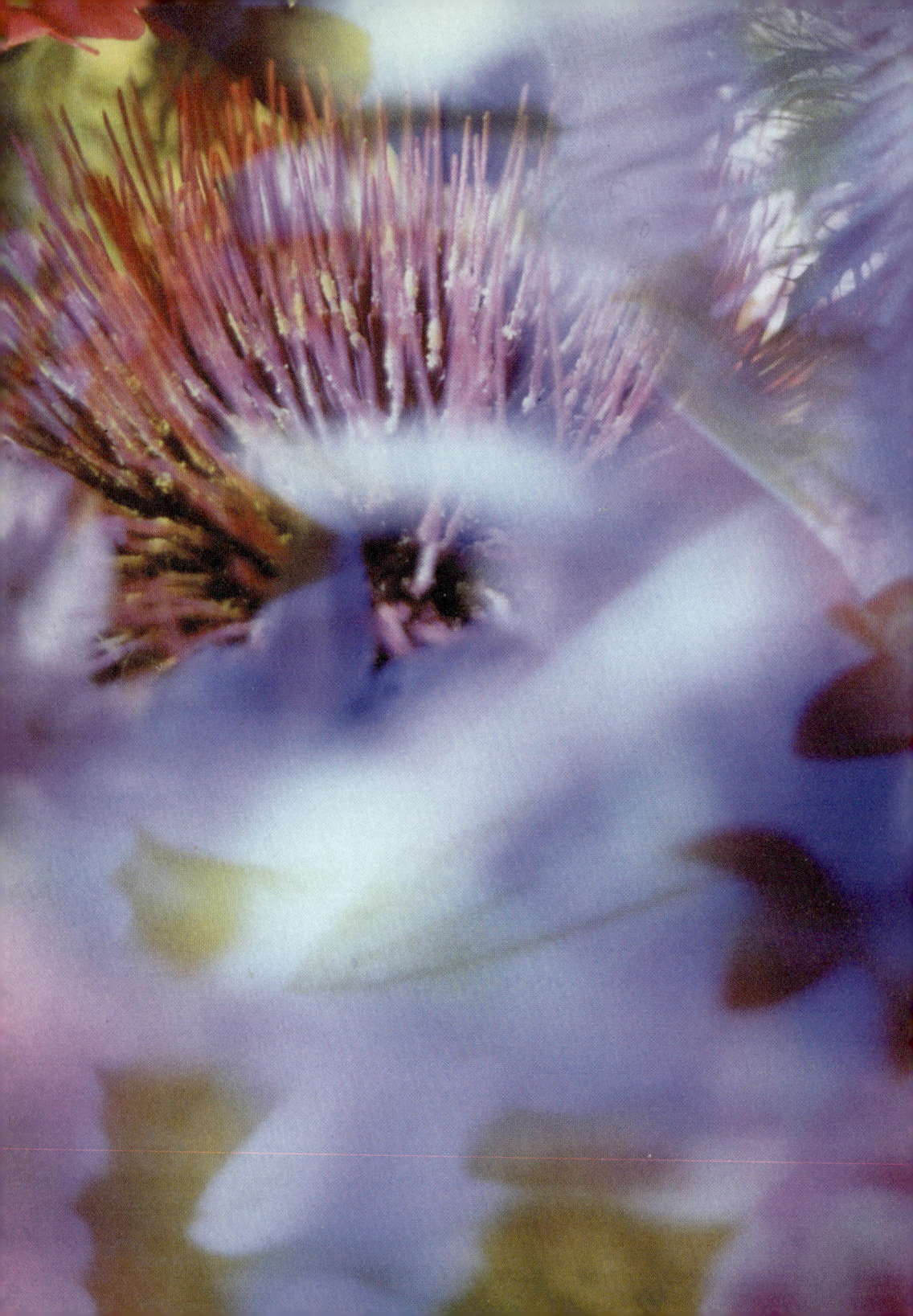

Warum fasten?

Fasten kann dabei helfen, Lebenskrisen zu meistern und so (wieder) eine neue Lebensvision zu finden.

Maria Buchinger – lebendiges Beispiel für Anti-Aging

Denjenigen von Ihnen, die das Buchinger Heilfasten in Marbella kennen gelernt haben, ist Maria Buchinger, Tochter des Klinikgründers Dr. Otto Buchinger, bestimmt aufgefallen: kerzengerade, elegant und von einem grundsätzlich positiven Geist gekennzeichnet. Die 1916 geborene Klinikgründerin bietet regelmäßig Humorabende für ihre Gäste an. Als enge Mitarbeiterin ihres Vaters und seit mehr als 60 Jahren im Dienste der Kliniken Buchinger verkörpert sie alle Prinzipien Otto Buchingers. Ihr Rezept für Jugendlichkeit lautet: »Disziplin, positives Denken, Humor, nicht rauchen, früh ins Bett und vegetarisch essen.« Immer im Dienst, immer die erste, die aufsteht, wenn einem Gast etwas fehlt. Sie genießt jeden Tag ein Sonnenbad, viermal pro Woche eine Massage oder eine Shiatsu-Behandlung und besucht zweimal pro Wochen den Yoga-Kurs der Klinik. Ihr Ehemann Helmut Wilhelmi, mit dem sie die beiden Kliniken gegründet hat, starb 1985. Nun ist die Leitung der Kliniken in den Händen der dritten Generation, und fünf Enkel und Enkelinnen verehren diese ewig jugendliche und originelle Großmutter.

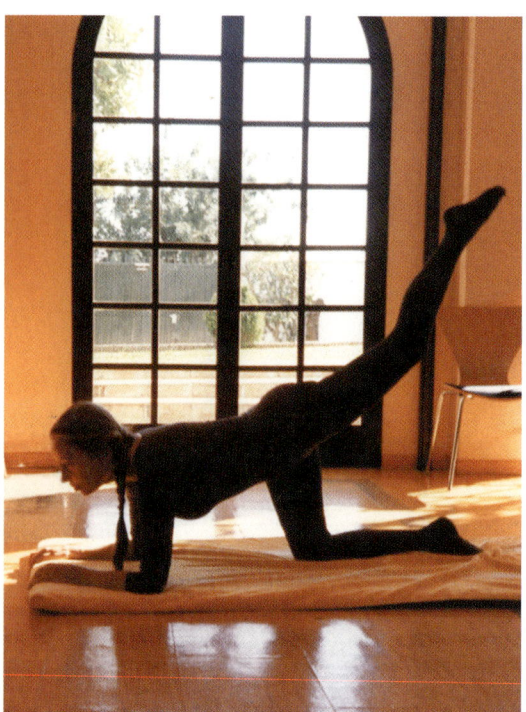

Im Alter von 86 Jahren fastete sie zuletzt 10 Tage, danach normalisierten sich eine akut eingetretene Fußgelenksentzündung sowie ein labiler Bluthochdruck – und es war bemerkenswert, wie sehr das Fasten sie vitalisierte.

Holger Bahl – entweder Berufswechsel oder Fasten

Holger Bahl, gebürtiger Wuppertaler, ist Banker in Zürich und war im Ostgeschäft (DDR und Sowjetunion) aktiv, besonders um die Wendezeit und beim Zusammenbruch der Sowjetunion. In seinem ersten Buch »Als Banker zwischen Ost und West/Verborgene Finanzgeschäfte im Schatten der Mauer« berichtete er über diese bewegte Zeit, in der häufige Reisen mit Zeitverschiebungen, große Geschäftsessen und besonders viel Wodka seinen Alltag bestimmten. Die angespannte politische Lage und dieser Lebensstil bescherten ihm Übergewicht, Fettleber, Bluthochdruck, Herzrhythmusstörungen sowie Panikattacken. Sein Schweizer Kardiologe wurde kategorisch: »Entweder Sie wechseln den Beruf oder Sie gehen in eine Fastenklinik.«

Er wählt die zweite Option und fastete 1991 15 Tage stationär am Bodensee. Bei der Anreise waren seine Leberwerte erhöht und seine Leber 7 cm vergrößert. Schon nach wenigen Tagen verspürte er ein schon lange vergessenes Wohlbefinden und das Gefühl, wie neugeboren zu sein. Als Geschäftsmann war er besonders davon begeistert, dass er selbst aktiv zu seiner eigenen Gesundung beitragen konnte, besonders weil ihm eine Leberzirrhose vorhergesagt wurde. Nach seinem ersten Fasten verbesserten sich die Leberwerte und die Lebergröße nachhaltig sowie auch die anderen Beschwerden – Kardiologe und Fastenarzt arbeiteten Hand in Hand.

Fasten verhalf zu einer Änderung des Lebensstils.

Mittlerweile fastet er jedes Jahr ca. drei Wochen im November und führt einen Auffrischungsaufenthalt von 12 Tagen im Frühjahr bei vegetarischer kalorisch begrenzter Kost durch. Sein Gewicht, das sich zwischen 1981 und 1991 kontinuierlich um 15 kg erhöht hatte (mit steigender Tendenz) pendelte sich inzwischen dank regelmäßigem Fasten und schrittweiser Lebensstiländerung bei ca. 90 kg ein (bei einer Körpergröße von 183 cm). Es dauerte mehrere Jahre, bis sich die Leberwerte völlig normalisierten und die Panikattacken aufhörten. Um sein psychisches Gleichgewicht wieder herzustellen, besuchte Herr Bahl im Rahmen seines Fastens Seminare zu verschiedenen Themen (Bezie-

Warum fasten?

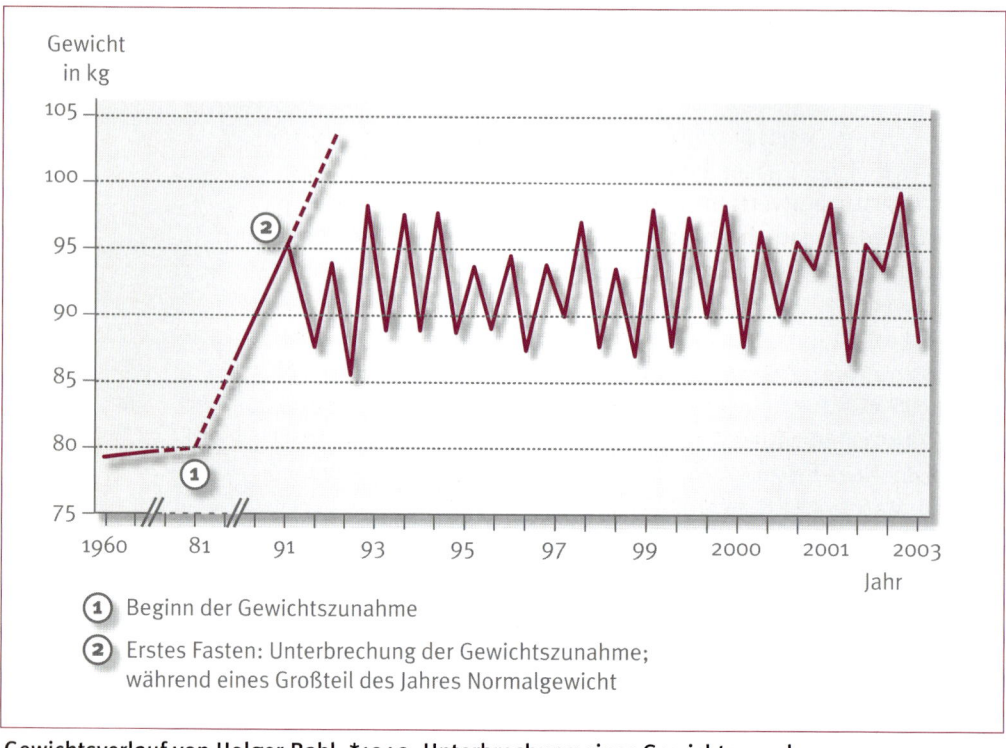

① Beginn der Gewichtszunahme
② Erstes Fasten: Unterbrechung der Gewichtszunahme; während eines Großteil des Jahres Normalgewicht

Gewichtsverlauf von Holger Bahl, *1942: Unterbrechung einer Gewichtszunahme

hungen, Kommunikation, Musik, Traumdeutung, Spiritualität), was für ihn eine persönliche Weiterentwicklung bedeutete.

Am Beispiel dieses erfolgreichen Bankers zeigt sich die Bedeutung der regelmäßigen Wiederholung des Fastens. Was ist Fasten für Herrn Bahl? »Ein Jungbrunnen, den man einmal pro Jahr genießen sollte.«

Dr. med. Heidi König – Kinderwunsch und Fasten

Eine 37-jährige Internistin aus Berlin hatte vom Fasten gehört und wollte diese Selbsterfahrung im Rahmen einer Weiterbildung für Naturheilverfahren machen. Sie traf diese Entscheidung, nachdem sie ihre Eltern kurz nacheinander verloren hatte. Gemeinsam mit ihrem Bruder beschloss sie, sich an einen Ort zurückzuziehen, wo beide ihre Trauer verarbeiten konnten. Abgesehen von der reaktiven Depression war sie eine gesunde normalgewichtige Frau, mit einem Arzt und Forscher verheiratet und Mutter eines 12-jährigen Sohnes. Sie und ihr Mann wünschten sich seit Jahren ein zweites Kind, und obwohl kein medizinischer Grund vorlag, erfolgte keine weitere Schwangerschaft, womit sie sich inzwischen abgefunden hatten.

Das Fasten verlief problemlos, bei Wohlbefinden und positiver Stimmung. Während einer Fußreflexzonenmassage scherzte sie eines Tages mit der Masseurin und bat diese, den Gebärmutterpunkt zu stimulieren, vielleicht würde sie dann schwanger werden!

Im April verließ sie die Klinik und kehrte zu ihrer Familie zurück. Anfang Februar des nächsten Jahres brachte sie nach einer problemlosen Schwangerschaft ein schönes Mädchen zur Welt.

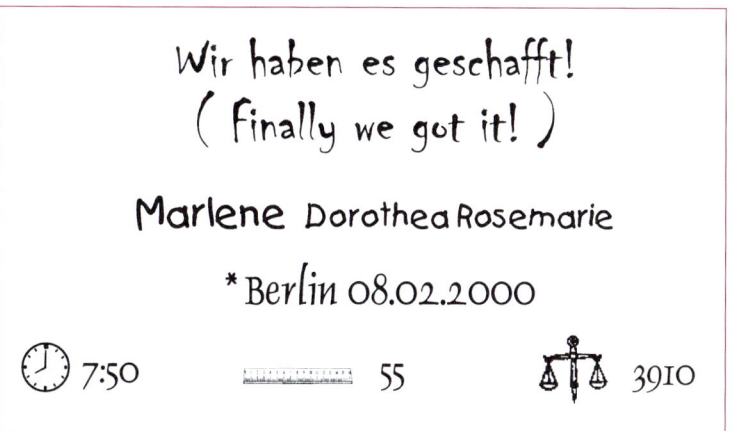

Für viele Paare wäre das Fasten einen Versuch wert, bevor sie sich einer aufwendigen und spannungsvollen Hormontherapie unterziehen. Gut dokumentiert ist die Tatsache, dass übergewichtige Frauen fruchtbarer werden, wenn sie abnehmen – und dass in Ländern, in denen die Bevölkerung hungert, die Geburtenraten hoch sind. Die Annahme, dass das Fasten die Fertilität sowohl von Männern als auch von Frauen erhöht, ist daher nachvollziehbar und durch zahlreiche Fälle belegt, bei denen Frauen im Zyklus nach dem Fasten konzipiert haben.

Karl-Ludwig Schweisfurth – eine neue Lebensvision

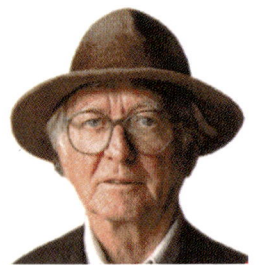

K.-L. Schweisfurth

Karl-Ludwig Schweisfurth, Jahrgang 1939, wurde nach Metzgerlehre und Betriebswirtschaftsstudium in der 3. Generation alleiniger Geschäftsführer und Eigentümer bei Herta – einer der größten industriellen Wurstfabriken Europas. Er erkannte allmählich die Notwendigkeit einer Neuorientierung seiner Geschäfte, weg von der Massentierhaltung, und suchte nach Alternativen. 1984 beschloss er, sich von seiner Firma zu trennen und einen Landwirtschaftsbetrieb in der Nähe von München aufzubauen, der nach ökologischen Kriterien produziert und verarbeitet. Er beschreibt in seiner Autobiographie »Wenn's um die Wurst geht – Mein Weg von der Fleischindustrie zur ökologischen Landwirtschaft« (Goldmann-Verlag), wie die Idee der Hermannsdorfer Landwerkstätten während einer seiner Fastenaufenthalte in Marbella entstanden ist: »... Mit diesen Gedanken (...) fuhren meine Frau Dorothee und ich nach Spanien zu unserem jährlichen Fasten. Das Fasten zählte zum Jahresrhythmus, und bis heute haben wir beide das beibehalten als wichtigen Punkt im Ablauf eines Jahres. Zum einen zieht man sich zurück in die Stille, in die Einsamkeit, man rast nicht schnell irgendwo hin und ebenso schnell wieder zurück, man muss innehalten, still werden, vielleicht ein klein wenig lesen, vielleicht etwas aufschreiben, was in den frei werdenden Kopf kommt. Denn das Fasten macht nicht nur den Bauch leer – es macht auch den Kopf leer – aber in dem wunderbaren Sinn von *frei*werden. Alles Gezwungene, alles Angestrengte fällt von einem ab, man kann das Leben einfach geschehen lassen und verordnet sich nicht ständig, was geschehen soll. Gedanken und Emotionen stellen sich wieder ein, die man übers Jahr verloren hat, die tausend Informationen, mit denen man seinen Kopf angefüllt hat, verfliegen erst einmal, der Beton, mit dem man den Kopf zugemauert hat, wird weich und verschwindet. Es ist diese Art von Befreiung, die das Fasten so interessant macht und einen so klar werden lässt. Und nur so kann Raum entstehen, denn die wesentlichste Voraussetzung für das Umdenken ist Platz im Kopf. (...) So war auch diese Fastenzeit zum Jahreswechsel 1983/84 erfüllt von neunen Erkenntnissen und großer Befreiung. Ballast wollte ich abwerfen und mich fragen, wie ich mir meine Zukunft vorstellte. Das letzte Gespräch in der Firma war zwar präsent in seiner Dringlichkeit, aber auch weit entfernt von mir und den einsamen, aber klaren Gedanken, die mich bewegten. Es mag ein wenig großartig klingen, aber ich hatte tatsächlich eines Morgens eine Vision, die mich erfüllte, und von der ich wusste, dass ich sie aufschreiben musste. Sie war so präsent und klar in meinem Kopf, sie drängte förmlich heraus.

Ich zog mich zurück, denn ich ahnte, ich würde Zeit brauchen, ein paar Tage wohl, um alles niederzuschreiben, was in mir arbeitete. Aber ich wusste plötzlich, wohin mein Weg gehen sollte. Alles, was mir in den Sinn kam, war aus einer Intuition entstanden, es war keineswegs das Ergebnis von analytischen Denkprozessen oder rationalen Überlegungen. Die Erkenntnisse, die ich hatte, kamen aus einer anderen Ebene, die sich der Rationalität zunächst verschloß. Nicht ich schrieb, *es* schrieb. Sicher flossen viele Nachwirkungen der langen Gespräche ein, die ich in Herten und anderswo mit Experten und Ratgebern geführt hatte. Aber dennoch: Das, was ich förmlich wie in Trance niederschrieb, kam nicht von der Verstandesseite her, sondern aus der reinen Erkenntnis. Ich hatte keine Zweifel an dem, was sich in mir abspielte, ich wusste, ich war mit meinen Überlegungen auf dem richtigen Weg – und der Weg führte zielgerade zu den Hermannsdorfer Landwerkstätten.

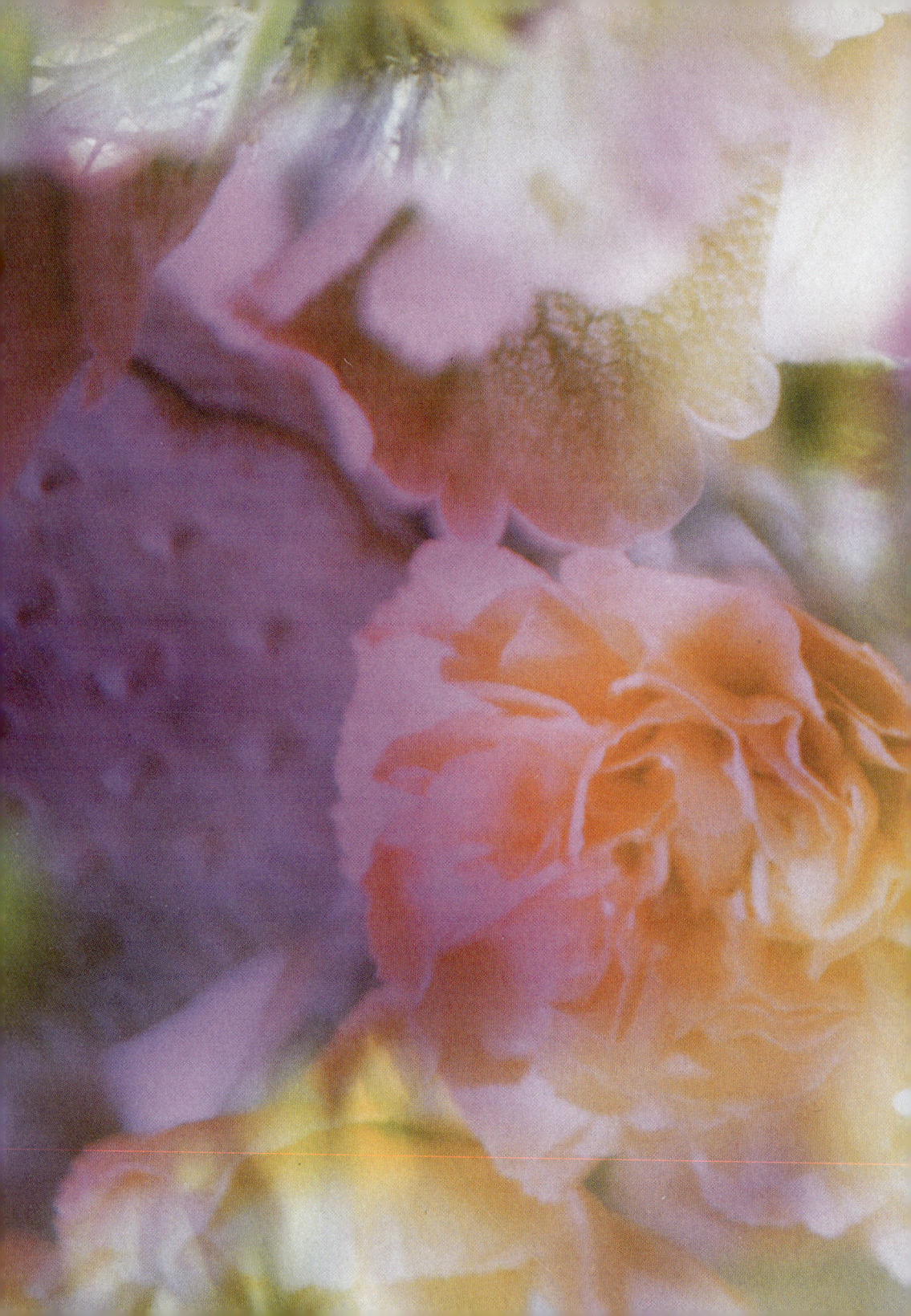

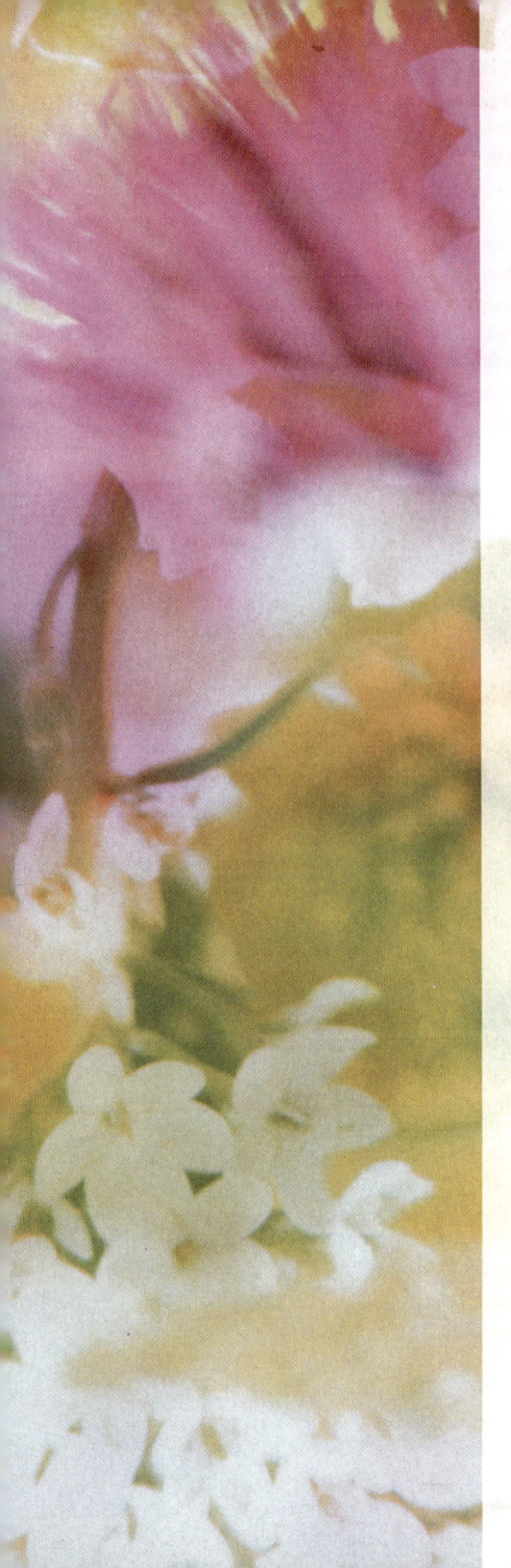

Stationäres Fasten in der Klinik Buchinger am Bodensee

In diesem Kapitel möchte ich Ihnen die Methode Buchinger nahe bringen – mit ihren vier Phasen, sieben Säulen und neun therapeutischen Bausteinen.

Stationäres Fasten in der Klinik Buchinger am Bodensee

Der Körper sagt Ihnen »wie«

Es ist empfehlenswert, beim ersten Fasten nach einer bestimmten Methodik vorzugehen – z. B. nach dem hier vorgestellten Buchinger Heilfasten – und bei der Wiederholung des Fastens den eigenen Instinkt immer mehr miteinzubeziehen.

Beim Fasten lernen Sie, auf Ihre Körpersprache zu hören und zu spüren, was Ihnen gut tut und unter welchen Bedingungen Sie am besten Fasten können. Hören Sie auf Ihren Körper, nehmen Sie Ihre Herz- und Atmungsrhythmen wahr, aber auch andere Signale wie Hunger, Gelüste oder Müdigkeit. Achten Sie darauf, ob Sie eine Ruhepause brauchen oder im Gegenteil frische Luft und Bewegung. Lassen Sie Gefühle wie Freude, Trauer oder Wut zu, spüren Sie, wenn Sie allein sein wollen oder ein Gespräch brauchen.

Fasten gliedert sich in vier Phasen, die in der Abbildung dargestellt sind:

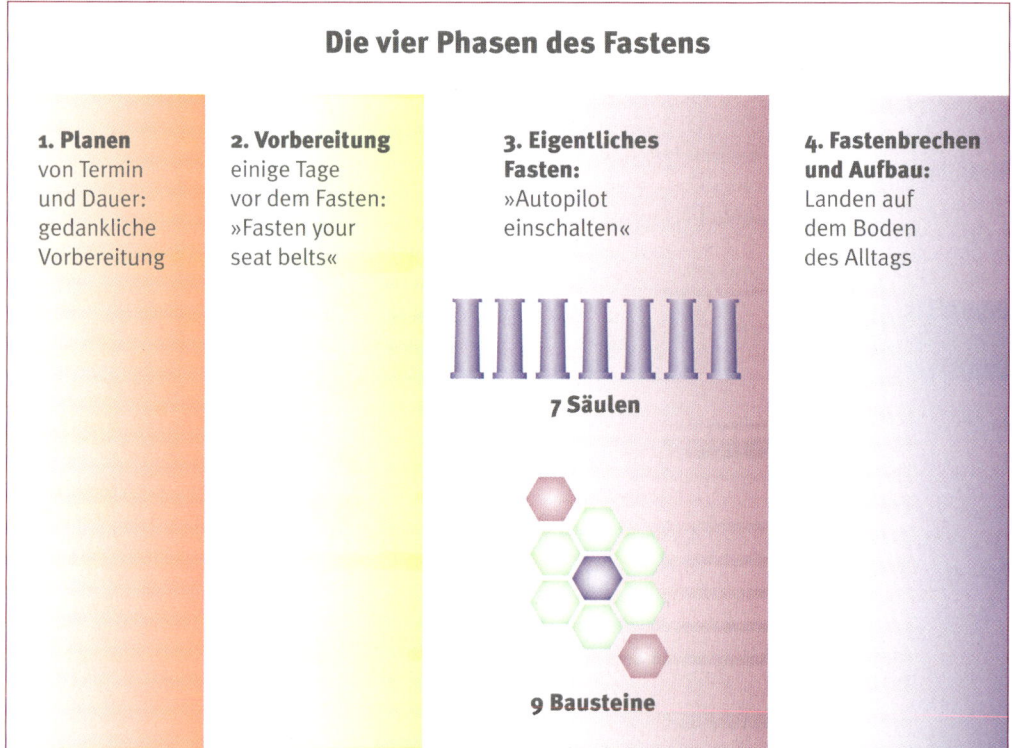

Die vier Phasen des Fastens

1. Planen von Termin und Dauer: gedankliche Vorbereitung

2. Vorbereitung einige Tage vor dem Fasten: »Fasten your seat belts«

3. Eigentliches Fasten: »Autopilot einschalten«

7 Säulen

9 Bausteine

4. Fastenbrechen und Aufbau: Landen auf dem Boden des Alltags

Planen von Termin und Dauer: gedankliche Vorbereitung

Dort, wo Religionen Fastenrituale pflegen, sind die regelmäßigen, meist jährlich wiederkehrenden Fastenzeiten allen bekannt. Die Gemeinden werden durch Gebete und Bräuche darauf vorbereitet.

Wenn Sie Ihr Fasten selbst planen, ist es empfehlenswert, den Zeitraum länger im Voraus festzulegen und diesen in Ihrem Jahresplan einzubauen, um sich darauf einstellen zu können. Die Planung ermöglicht eine harmonische Stoffwechselumstellung auf das Fasten – genauso wie die Vorstellung einer Mahlzeit bereits die ersten Verdauungsvorgänge in Gang setzt.

Das Fasten planen

Als Beispiel für eine Fastenplanung könnte meine eigene Erfahrung dienen: Ich faste seit mehr als 20 Jahren jährlich für zwei Wochen am gleichen Ort mit einer Gruppe. Zum Ende dieser Fastenzeit wird das Datum des nächsten Fastens fixiert. In meinen noch jungfräulichen Kalender für das nächste Jahr trage ich die Fastenzeit ein – mit Anreise, Entlastungstag und Aufbauzeit. Ich vermerke zusätzlich eine Terminsperre in der Woche vor und auch nach der Fastenzeit, um mich vorbereiten zu können bzw. wieder sanft in meinem Alltag landen zu können. Neben meiner Fastenzeit markiere ich die Schulferien meiner Kinder und lege alle weiteren Jahrestermine in die freien Zeiträume.

Wann ist die beste Zeit zum Fasten?

Sie könnten sich für eine liturgische Zeit entscheiden, z. B. die Fastenzeit vor Ostern oder vor Weihnachten, in der Ramadan-Zeit oder um den Jom Kippur. Die Fastenzeit kann auch nach Jahreszeit gewählt werden: Diejenigen, die sich gern zurückziehen wollen, könnten z. B. im Herbst oder Winter fasten und diejenigen, die mit dem Fasten gern ein Urlaubsgefühl verbinden, werden eher Frühling oder Sommer vorziehen. Wer leicht friert,

● Tab. 3: Christlicher, jüdischer und islamischer Kalender mit Ostern, Jom Kippur, Ramadan

Christlicher Kalender Ostern		Jüdischer Kalender Jom Kippur		Islamischer Kalender Ramadan	
Jahr		Jahr		Jahr	
2003	20. April	5764	6. Oktober	1424	27. Oktober–26. November
2004	11. April	5765	25. September	1425	15. Oktober–14. November
2005	27. März	5766	13. Oktober	1426	4. Oktober–3. November
2006	16. April	5767	2. Oktober	1427	24. September –24. Oktober
2007	8. April	5768	22. September	1428	13. September –13. Oktober
2008	23. März	5769	9. Oktober	1429	2. September –2. Oktober
2009	12. April	5770	28. September	1430	22. August–21. September
2010	4. Apri	5771	18. September	1431	11. August–10. September

wird warme Jahreszeiten bevorzugen oder eine warme Gegend. Wer einen niedrigen Blutdruck hat, kann in die Berge gehen. Es ist wichtig eine Zeit auszuwählen, in der keine dringenden familiären und beruflichen Verpflichtungen anstehen.

Fasten jedes Jahr

Wenn Sie zum ersten Mal fasten, werden Sie ihren Körper besonders beobachten, sich diesen neuen Stoffwechsel aneignen und neue Erfahrung mit sich machen. Beim zweiten Mal ist alles bereits viel vertrauter, und wenn Sie regelmäßig, z. B. jedes Jahr fasten, werden Sie sich zunehmend psychisch-seelische Dimensionen erschließen. Jedes Fasten ist ein neues Abenteuer und bringt neue Erfahrungen. Jährliche Fastenerlebnisse sind wie Abschnitte eines »roten Fadens«, der sich durch die Jahre zieht oder wie »Wirbelkörper« des Rückgrates. Regelmäßiges Fasten kann als innere Einkehr verstanden werden, bei der man eine Bilanz des Jahres zieht, den Körper reinigt, neue Weichen stellt und neue Perspektiven entdeckt.

Kurzfristig entschlossen

Neben dem längerfristig geplanten Fasten kann man sich auch kurzfristig zum Fasten entscheiden, z. B. wenn eine wichtige Entscheidung zu treffen ist (heirate ich oder nicht, wechsele ich meinen Wohnort, meine Arbeit), oder bei Verlust eines nahestehenden Menschen, um die Trauer zu verarbeiten. Wenn Gesundheitsstörungen oder Krankheiten eingetreten sind, kann ein Fasten schwerwiegende Behandlungen vermeiden helfen – routinierte FasterInnen legen eine spontane Fastenzeit ein bei den ersten Symptomen eines Grippalinfekts, aber auch bei Magenverstimmung, Gewichtszunahme und Gelenkbeschwerden. Lernen Sie zu fasten, wenn Sie gesund sind: Erstens haben Sie bessere Chancen, gesund zu bleiben, und, falls Sie krank werden, haben Sie die Vorgehensweise schon geübt und können reagieren.

Koffer packen

Einer der Genüsse des Fastens ist das Auskommen mit wenig – überfrachten Sie daher nicht Ihren Koffer!

Folgender Kofferinhalt genügt:
- warme Kleidung, (Pullover, Socken, Schal)
- Wanderkleidung und -schuhe
- Regenkleidung
- Badezeug
- Wärmflasche (stehen in einer Klinik zur Verfügung)
- bequeme Kleidung (Trainingsanzug, Bademantel)
- festliche Kleidung
- Körperbürste oder Massagehandschuh, Zungenschaber, Nasendusche, Einlaufgerät, Vaseline
- Körperlotion (biologische Qualität)
- Tagebuch
- Bücher, die Sie schon lange lesen wollten
- Ihre Lieblingsmusik.

Arbeit mitnehmen?

In unserer Klinik gab es sowohl Fastende, die ein ganzes Buch oder ein Filmdrehbuch geschrieben haben als auch andere, die 20 kg Akten mitgenommen und unausgepackt zurückgenom-

Der russische Regisseur Nikita Mikalkov konzipierte beim Fasten das Drehbuch des Filmes »Der Barbier von Sibirien« mit seinem Team.

Stationäres Fasten in der Klinik Buchinger am Bodensee

Der Verleger Siegfried Unseld† schrieb während mehrerer Fastenaufenthalte sein Buch »Goethe und seine Verleger«.

men hatten. Wenn Sie es sich leisten können, kommen Sie ohne Zwang zum Arbeiten! Gönnen Sie sich die Freiheit, das zu tun, wonach Ihnen gerade zumute ist.

Fastendauer

Das Optimum des therapeutischen Heilfastens (das sog. »Buchinger classic«) liegt zwischen 2 und 4 Wochen stationär mit ärztlicher Betreuung. Allerdings ist immer die individuelle Ausgangslage und der Verlauf maßgebend für die Dauer des Fastens. Kürzere Fastenperioden können von Vorteil sein, besonders bei

Wo kann ich fasten?

Fasten in der Klinik oder ambulant
betreut durch Fastenarzt/-ärztin mit multidisziplinärem Team (Medizin, Ernährung, Bewegung, Psychologie)

- therapeutisch
- präventiv
- »vision quest«

Fasten für Gesunde*
als Erlebnis:

- Fastenwoche für Gesunde (mit FastenleiterIn)
- Fastenwanderung (mit FastenwanderleiterIn)

Religiöses Fasten*
als Erlebnis und Exerzitien:

- im Kloster oder ambulant,
- berufsbegleitend
- in einer Gemeinde

* Die Ärztegesellschaft Heilfasten und Ernährung e.V. empfiehlt, einen Arzt/eine Ärztin mit Fastenerfahrung zur Aufnahme und Supervision zur Verfügung zu haben

untergewichtigen Menschen. Zur Umstimmung kommen einzelne Fasten- oder Entlastungstage in Frage. Bei entsprechender Indikation können auch längere Fastenzeiten (bis zu 6 Wochen) sinnvoll sein.

Empfehlenswert für eine Fastentherapie ist eine Mindestdauer von 8–10 Tagen plus einem Entlastungstag davor und 3 Aufbautagen danach.

Gesunde können auch kürzere Angebote wie die »Fastenwoche für Gesunde« (8 Tage) oder Fastenwanderungen wahrnehmen.

Die Vorbereitungsphase

Wir empfehlen Ihnen nicht, das Fasten mit einer Henkersmahlzeit zu beginnen, sondern vielmehr ein paar Tage zuvor bereits Kaffee und Alkohol zu reduzieren, vielleicht sogar wegzulassen, und weniger Fleisch und mehr frische Produkte zu essen. Damit wird der Übergang ins Fasten sanfter. Es ist uns klar, dass viele zum Fasten kommen, weil sie darin einen Rettungsring sehen, da sie in vielen Lebensbereichen entgleist sind: zuviel Essen, zuviel Arbeit, zuviel Rauchen, zuviel Alkohol, zu wenig Schlaf und zu wenig Freude. Dafür ist der Anreisetag wichtig.

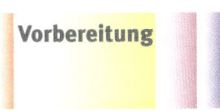

»Fasten your seat belts«

Anreisetag

In der Buchinger-Tradition wird großer Wert darauf gelegt, dass die Umstellung des Stoffwechsels auf die Fastenzeit in einer ruhigen Atmosphäre geschieht. Der Anreisetag ist zunächst durch Orts-, Zeit-, Klima-, manchmal auch Sprachumstellung gekennzeichnet: Die ErstfasterInnen sollten deshalb erst am darauffolgenden Tag den Entlastungstag einlegen.

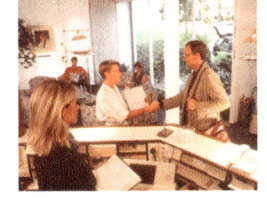

> Gönnen Sie sich einen sanften Einstieg ins Fasten, besonders wenn Sie noch keine Fastenerfahrung haben oder wenn Sie psychisch und/oder physisch erschöpft sind! Denken Sie nicht, dass dies einen Verlust an Ihrer »reinen« Fastenzeit darstellt. Ihr Stoffwechsel wird es Ihnen danken!

Vorbereitung

Entlastungstag

An diesem Tag läuft das Programm »Umstimmung« und Umschaltung auf Autopilot. Außer Informationen über den Fastenverlauf, die meist sehr willkommen sind, gibt es wenig Programm, z. B. ein Spaziergang in der neuen Umgebung und Kennenlernen der Mitfastenden. Überarbeitete Menschen haben häufig ein Ruhe- und Schlafbedürfnis, dem sie nun nachgeben können. Die Übergangsdiät an diesem Tag ist vegetarisch, bleibt unter 1 000 kcal und dient der Vorbereitung auf das Fasten und die Entwässerung.

Dazu die folgenden Vorschläge. Horchen Sie in Ihrem Körper wonach Ihnen ist! Vergessen Sie nicht, reichlich zu trinken (1–2 Liter Wasser)!

- Obsttag (ca. 600 kcal):

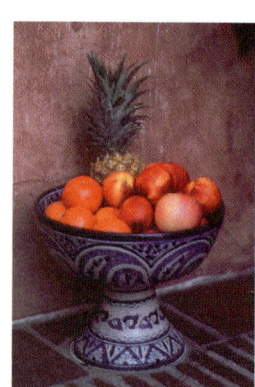

1½ kg frisches Obst auf 3–4 Mahlzeiten über den Tag verteilen. Geeignet sind Äpfel, Birnen, Trauben, Beeren und andere gewöhnliche Obstsorten der Saison, aber auch exotische Früchte wie Ananas, Kiwi, Mango, Papaya usw. (Hinweis: Magen-Darm-Empfindliche sollten einen Reis- oder Hafertag vorziehen, auf jeden Fall Ananas und saures Obst meiden. Ein Bananentag kann bei Neigung zu Durchfällen sehr hilfreich sein.)

- Reistag (ca. 750 kcal):

3-mal täglich je 50 g (roh) bzw. ca. 120 g (gekocht) Naturreis in der doppelten Volumenmenge Wasser gar kochen. Morgens und abends mit 200 g ungesüßtem Apfelkompott, mittags mit 200 g gedünsteten Tomaten oder anderen Gemüsen und Kräutern servieren.

- Hafertag (ca. 550 kcal):

Empfehlenswert bei Magenempfindlichkeit und bei Diabetes mellitus: 3-mal täglich 35 g Vollkornhaferflocken kurz in Wasser garen, ca. 100 g Obst (Apfel, Beeren, Nektarinen, Aprikosen usw.) am Schluss hinzufügen oder extra servieren.

- Kartoffeltag (ca. 800 kcal):

600–700 g Kartoffeln auf 3 Mahlzeiten verteilen. Die Kartoffeln sollten als Pell- oder Ofenkartoffeln zubereitet und mit frischen Kräutern, z. B. Thymian oder Kümmel serviert werden. Dazu 100–150 g gedünstetes Gemüse.

Die sieben Säulen des Fastens

Ab dem 1. Fastentag kommen die sieben Säulen des Fastens zum Tragen:

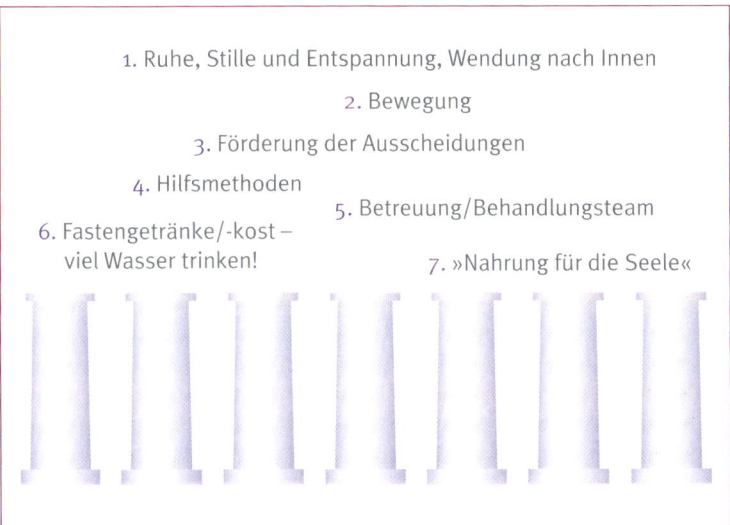

1. Ruhe, Stille und Entspannung, Wendung nach Innen
2. Bewegung
3. Förderung der Ausscheidungen
4. Hilfsmethoden
5. Betreuung/Behandlungsteam
6. Fastengetränke/-kost – viel Wasser trinken!
7. »Nahrung für die Seele«

Fasten bei »Leere-Konstitution«

Die Konstitutionserfassung ist bedeutsam für die Fastentherapie, insbesondere für die Wahl der Fastenform/-methode sowie der fastenbegleitenden Maßnahmen zur Therapieoptimierung. PatientInnen mit einer »Leere-Konstitution« sind durch folgende Merkmale charakterisiert: Sie neigen zu einem niedrigen Körpergewicht, sind eher antriebslos, müde und depressiv, haben kalte Extremitäten, der Muskeltonus ist hypoton, das Bindegewebe

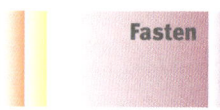

schlaff, der Blutdruck eher niedrig (unter 110 mmHg systolisch). »Leere-Typen« bedürfen einer genaueren Verlaufsbeobachtung durch die behandelnden Ärzte/Ärztinnen, da ggf. fastenbegleitende Maßnahmen verordnet werden sollten, um die Verträglichkeit der Fastenmaßnahme zu verbessern, z. B.:

- Langsamer Übergang in das Fasten und aus dem Fasten
- Stressfreiheit, keine Hektik
- Warme Getränke
- Warme Zimmer, warme Kleidung
- Vitalisierende Behandlungen
- Vorsichtiger Aufbau

Ruhe, Stille und Entspannung (»Relax«)

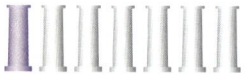

Lassen Sie sich Zeit. Wagen Sie sich an die Grenze der Langeweile – es wird sich ein Zeitraum öffnen, in dem Myriaden von unbeachteten Dingen und Zusammenhängen sichtbar werden.

In religiösen Einrichtungen wird eine Kombination von Fasten und Schweigen praktiziert. Auch wenn Sie auf das Sprechen nicht ganz verzichten wollen, ist es ratsam, das »bla-bla« zu vermeiden und stattdessen Worte, die aus dem Herzen kommen und eine persönliche Bedeutung haben oder dem Schreiben den Vorzug zu geben. Versuchen Sie, nach Absprache mit Mitfastenden als Erlebnis eine Wanderung im Schweigen oder ein paar Stunden der Stille am Tag einzulegen.

Gönnen Sie sich auch ein Fernsehfasten!

Bewegung

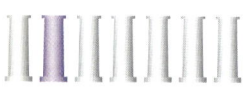

Die körperliche Aktivität beeinflusst – wenn sie richtig dosiert ist – alle Systeme des Menschen positiv, ganz besonders Atmung und Durchblutung. Sie fördert schnellere und tiefere Atemzüge und aktiviert zugleich das Herz, das Blut wird durch große und kleine Gefäße schneller befördert und als Ergebnis erhöhen sich

Die sieben Säulen des Fastens

der Gasaustausch und die Ernährung der Zellen (Zufuhr von Sauerstoff und Nährstoffen, Entsorgung von Kohlendioxid und Abbauprodukten). Die Durchblutung aller Gewebe und deren Stoffwechsel wird angeregt – wie ein Feuer durch einen Blasebalg. Zu dieser allgemeinen Wirkung der Bewegung kommen spezifische Wirkungen hinzu, die für Fastende von besonderer Bedeutung sind:

Körperliche Bewegung fördert das Selbstwertgefühl und die psychosoziale Integration.

- Erhaltung/Erhöhung der Leistungsfähigkeit von Muskulatur inkl. Herzmuskel
- Vermeidung eines immobilitätsbedingten Eiweißverlustes
- Vermehrung der Säureabatmung über die Lungen und vermehrte Sauerstoffextraktion durch die Muskelzellen
- Stimulation der Fettverbrennung
- Gewichtsabnahme und Stabilisierung des Normalgewichtes
- Erzeugung von Körperwärme, da die Wärmeproduktion aus den ausbleibenden Verdauungsvorgängen abnimmt
- Verbesserung des Wohlbefindens und des Selbstwertgefühls.

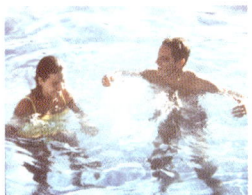

■ Jeder Atemzug ist eine Massage für die Bauchorgane

Die beiden Lungenflügel wären zwei regungslose Beutel, wenn sie nicht mit dem Zwerchfellmuskel zusammenhängen würden. Dieser zeltförmige Muskel, gespannt zwischen Brustkorb und Bauchhöhle, senkt sich beim Einatmen und hebt sich beim Ausatmen. Infolgedessen bewirken freie Atemzüge eine Massage der von unten durch die Beckenknochen gehaltenen Bauchorgane (Darm, Magen, Leber, Bauchspeicheldrüse, Nieren). Diese permanente stimulierende Massage ist ein Geschenk der Natur und kann intensiviert werden, wenn die Atemzüge durch körperliche Aktivität tiefer und schneller werden.

Das Zwerchfell wird in der Populärliteratur manchmal das zweite Herz genannt – warum? Es erzeugt eine Sogwirkung durch Unterdruck: Zunächst beim Einatmen im Brustkorb mit der Folge, dass die Luft in die Lungen eindringt. Beim Ausatmen entsteht ein Unterdruck in der Bauchhöhle, der eine Sogbewegung auf die unteren Extremitäten ausübt und die Flüssigkeit in Richtung Herz zurückbefördert.

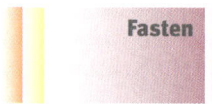

Fasten

Körperliche Bewegung regt außerdem die Ausscheidungsorgane an und fördert somit die Eliminations- und Regenerationsprozesse.

- Anregung der Nierentätigkeit mit Ausscheidung von Säuren durch gesteigerte Durchblutung, wenn täglich ausreichend getrunken wird (1–2,5 Liter Flüssigkeit/Tag)
- Anregung der Darmtätigkeit durch Zwerchfellmassage
- Anregung der Lungentätigkeit mit Ausscheidung von Säuren als Kohlendioxid und anderen Gasen
- Anregung der Hautdurchblutung sowie des aktiven Schwitzens.

Förderung der Ausscheidungen (»Detox«)

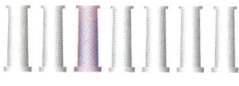

»Detox«, Entgiftung, Entschlackung sind Begriffe, die immer wieder mit dem Fasten in Verbindung gebracht werden. Wie sieht ein »Detox«-(Entgiftungs-)Programm in einer Fastenklinik aus?

■ Detox in einer Fastenklinik

1. Stimulation der Ausscheidungsorgane Leber, Galle, Darm, Haut, Nieren, Lunge (siehe Tab. 4)
2. Sanierung von möglichen Infektionsherden (Zähne, Nasennebenhöhlen, Blinddarm, Darm)
3. Psychisch-seelische Ausscheidungen (Ängste, Konflikte, Mängel wahrnehmen und adäquat bewältigen)

Sanierung von Infektionsherden.

Im ersten Schritt geht es darum, chronische Infektionsherde zu sanieren, um das Immunsystem zu entlasten: Also Besuch beim Zahnarzt, der mit einer Röntgenaufnahme Infektionsherde an der Wurzel von toten Zähnen, sog. Granulome, finden kann. Diese Ansammlung von anaeroben Bakterien ist kleiner als ein Stecknadelkopf, kann aber Fieber, Müdigkeit sowie unspezifi-

Die sieben Säulen des Fastens

Tab. 4: »Detox« – verschiedene Verfahren zur Stimulierung der Ausscheidungsorgane

Leber/Galle	Darm	Haut	Niere	Lunge
• Galleproduktion und -fluss stimulieren • Durchblutung der Leber fördern	• Darminhalt ausscheiden • Darmbewegungen aktivieren • Darmflora sanieren	• Stimulierung der Durchblutung • Förderung des Schwitzens • Zufuhr von Stoffen durch die Haut	• Stimulierung der Durchblutung • Säureausscheidung • Wasserausscheidung	• Abatmung von Säuren (Kohlendioxid) • Sauerstoffaufnahme • Flüssigkeitssog aus den Extremitäten • Bauchorganmassage durch Zwerchfellbewegung
1. Leberwickel* 2. Diverse Obst- und Gemüsesorten, z. B. Artischocken, Olivenöl 3. Heilpflanzen: Rosmarin, Boldo 4. Verschiedene Maßnahmen wie Akupunktur, Yoga Asanas, Enzyme	1. Förderung der Zwerchfellaktivität durch Atmung und körperliche Aktivität 2. Abführmittel • Tees (Senna), Rhizinusöl, Sauerkrautsaft • Glauber-, Bittersalz • Einlauf, Colon-Hydrotherapie* • Natürliche Füllungsmittel, z. B. Pflaumen, Feigen, Leinsamen, Nahrungsfasern (Ballaststoffe) 3. Colon-Massage (auch Selbstmassage des Dickdarms* 4. Symbioselenkung (zum Aufbau der Darmflora) 5. Vollwerternährung	1. Körperliche Aktivität (aktives Schwitzen) 2. Trockenreiben/Bürsten 3. Hydro-, Kneipptherapie, warmes Bad, Sauna, Dampfbad, warmes Luftbad (passives Schwitzen) 4. Sonnenbad 5. Massage 6. Heilpflanzen, z. B. Bourdane 7. Öleinreibung	1. Wassertrinken 2. Körperliche Aktivität (Kreislaufbeschleunigung) 3. Salzarm essen, Obst und Gemüse, z. B. Zwiebeln, Lauch 4. Heilpflanzen, z. B. Birke, Linde, Kirsche, Brennnessel 5. Wickel, Packungen 6. Verschiedenes: Schwimmen, Fußreflexzonenmassage, Traditionelle Chinesische Medizin	1. Körperliche Aktivität (Beschleunigung der Atemfrequenz und -tiefe) 2. Atemtherapie, -massage, Yoga (Pranayama) 3. Heilpflanzen (Tees und Inhalationen), z. B. Eukalyptus, Menthol, Pinus, Thymian

* Diese Verfahren werden auf den nächsten Seiten beschrieben

Fasten

sche Beschwerden verursachen. Nach Sanierung durch den Zahnarzt kann sich das Allgemeinbefinden schlagartig verbessern. Das gleiche Symptombild können chronische Nasennebenhöhlen- oder Blinddarmentzündungen zeigen.

Den Darm als infektiösen Herd zu bezeichnen mag eine kühne Behauptung sein, dennoch ist es so, dass eine gestörte Darmflora das Immunsystem stark beansprucht. Im Vergleich mit dem kleinen Zahngranulom ist die Menge der schädlichen Darmbakterien um ein Vielfaches größer. Die weiteren Schritte der Detox betreffen die Stimulierung der Ausscheidungsvorgänge, sowohl körperlich als auch seelisch. Sehen sie hierzu auch die Tabelle 4.

Aus dem naturheilkundlichen Schatz an Verfahren und Mitteln gibt es einige, die die Fastenwirkungen besonders unterstützen, diese werden nachfolgend ausführlicher beschrieben:

Leberwickel

Hierbei wird die Lebertätigkeit durch tägliche Leberwickel angeregt (z. B. heiße Wärmflasche im feuchten Leinentuch), üblicherweise während der Mittagsruhe über ca. 30 Minuten.

Der Leberwickel mit Wärmflasche zur Mittagsruhe ist beim Buchinger-Fasten ein Muss. Der Fastende liegt im Bett, an seinen Füßen hat er eine Wärmflasche. Der Oberkörper liegt auf einer quer ausgebreiteten schmalen Decke. Ein kleines Leinentuch wird in warmes Wasser getaucht und ausgewrungen. Das nasse Leinentuch wird auf die Lebergegend gelegt (eine Handbreit rechts vom Nabel auf dem Rippenbogen). Auf das feuchte Tuch kommt eine flach mit heißem Wasser gefüllte Wärmflasche (Luft herauslassen nicht vergessen!). Die ausgebreiteten Deckenenden werden über den Brustkorb gewickelt.

Wenn Sie sich den Leberwickel selbst anlegen wollen, sollten Sie zunächst die beiden Wärmflaschen mit heißem Wasser füllen, das feuchte Tuch vorbereiten und ein enges T-Shirt anziehen. Legen Sie sich ins Bett, die eine Wärmflasche an den Füßen, ziehen Sie das T-Shirt nach oben, platzieren Sie das feuchte Leinentuch und die zweite Wärmflasche auf die Lebergegend, ziehen

Sie das enge T-Shirt über den Wickel und decken Sie sich mit der Bettdecke zu. Man verfällt in einen wonnigen, wohlig-warmen Zustand, dass man beinahe schnurren möchte wie eine Katze.

Da die feuchte Wärme tiefer in die Lebergegend eindringt als die trockene Wärme werden zwei Ziele erreicht:

1. Durch das Liegen und die feuchte Wärme wird die Leber stark durchblutet, was ihre Entgiftungs- und Stoffwechselfunktion stimuliert.
2. Der Mensch entspannt sich und regeneriert seine Energie und kann ggf. ein Schlafdefizit ausgleichen.

Wie wohltuend können einfache Dinge sein!

Darmhygiene beim Fasten

Wenn ein Mensch nur noch Säfte und Brühe zu sich nimmt, ist der Stimulus zur Entleerung des Darmes stark reduziert. Dennoch werden geringe Mengen an Verdauungssäften und Galle produziert, die Schleimhaut schilfert ab, Darmbakterien erneuern sich und die alten müssen entsorgt werden. Die Erfahrung zeigt, dass sich bei Fastenden durch regelmäßige Darmspülungen Wohlbefinden und Leistungsfähigkeit erhöhen, zudem können z. B. Magen-Darm-Beschwerden und Kopfschmerzen vermieden werden.

Am Morgen des 1. Fastentages werden ca. 20–40 g Glaubersalz (Natriumsulfat) in $1/2$ bis $3/4$ Liter Wasser aufgelöst und innerhalb von 20 Minuten getrunken. Die genaue Dosierung wird vom Arzt nach Körpergewicht und Konstitution angepasst. Vor und nach dem Trinken der Glaubersalzlösung sollten insgesamt $1/2$ bis 1 Liter Wasser oder Tee zusätzlich getrunken werden.

Die Dickdarmwände werden durch die große Flüssigkeitsmenge gedehnt und reagieren mit einer Entleerung.

Fasten

Einstieg in das Fasten

Für manche Menschen ist ein sanfterer Einstieg in das Fasten empfehlenswert, so wird bei

- empfindlichem Magen-Darm-Trakt (z. B. Gallenbeschwerden, Gastritisneigung und/oder Durchfallneigung),
- niedrigem Blutdruck und asthenischer Konstitution,
- Tendenz zu Kopfschmerzen und Migräne,
- Lendenwirbelsäulenbeschwerden und
- Erschöpfungszustand

entweder eine mildere Form des Abführens gewählt oder gegebenenfalls stattdessen ein Einlauf oder eine Einlaufserie verabreicht. Auch der Aufbau sollte bei solchen Menschen schrittweise und sanft erfolgen.

Einlauf

Routinierte FasterInnen wissen oft, wann der richtige Moment für einen Einlauf da ist. Beim ersten Fasten sollte man sich an die Regel halten, ca. jeden 2. Tag eine Darmreinigung durchzuführen. »Wie unphysiologisch« oder »wie unangenehm«, werden einige sagen! »Mittelalterliche Strafmedizin«, werden andere jammern. Die Darmhygiene ist immer noch ein Tabuthema und wird selten freiwillig von Gesunden praktiziert. Auch Zähne putzen ist unnatürlich und dennoch wegen der heutigen Ernährung unentbehrlich geworden. Ein Einlaufgerät sollte in jeder Hausapotheke zu finden sein, denn es handelt sich dabei um ein einfaches, wirkungsvolles und dabei preiswertes Verfahren, um Infekte zu kupieren, Magen-Darm-Verstimmungen zu beheben, manchmal sogar Schübe entzündlicher Erkrankungen wie z. B. Gelenkentzündungen, zu stoppen.

Einläufe – auch außerhalb des Fastens

Außerhalb des Fastens empfiehlt sich die Durchführung eines Einlaufes, wenn folgende Zeichen auftreten:

- Blähungen, Bauchbeschwerden
- Bauchformveränderung
- Belegte Zunge, Zahneindrücke auf der Zunge
- Mundgeruch
- Müdigkeit, besonders am Morgen und nach dem Essen
- Unruhige Nacht, Schlafstörungen
- Inappetenz am Morgen.

Diese Symptome sind ein Hinweis darauf, dass Sie Ihre Ernährungsweise und Ihren Lebensstil überdenken sollten.

Trotzdem Vorsicht!

Trotz aller Vorteile ist zu berücksichtigen, dass dem Körper durch einen Einlauf Wasser und Mineralien entzogen werden können. Daher ist es wichtig, viel Wasser zu trinken, auf den Mineralienhaushalt zu achten, wobei die Gemüsebrühen und -säfte (außerhalb des Fastens können auch größere Mengen konsumiert werden) wichtige Lieferanten dieser Stoffe sind. Ansonsten wird der Arzt/die Ärztin Mineralien in Tablettenform verordnen.

Durchführung des Einlaufs:

Wo? An einem ruhigen Ort, bei Selbstdurchführung im Badezimmer.

Wie lange? Insgesamt ca. 20–30 Minuten.

Wann? Morgens oder abends bevor man zu Bett geht, ansonsten tagsüber, wenn es entspannt geschehen kann.

Stationäres Fasten in der Klinik Buchinger am Bodensee

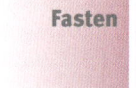

Wie? Entweder wird der Einlauf z. B. durch eine Krankenschwester gegeben oder man macht es selber. Im ersten Fall legt man sich im Bett auf eine Plastikauflage in die rechte Seitenlage. Im zweiten Fall empfiehlt sich die Knie-Ellenbogen-Lage.

- Einlaufbehälter mit ca. 1–1,5 Liter lauwarmem Wasser (37 °C) füllen
- Wasser durch den Hahn ablaufen lassen und Hahn schließen
- Darmschlauch mit Vaseline einfetten
- den Darmschlauch in den After einführen
- Wasser einlaufen lassen, indem Sie den Hahn öffnen
- Hahn wieder schließen, sobald das Wasser eingelaufen ist, dann das Darmrohr entfernen
- Einlauf ca. 1–3 Minuten halten (wenn möglich).

Nach der ersten spontanen Entleerung kann die Effizienz eines Einlaufes durch eine Colon-Selbstmassage oder durch schnelle Bauchbewegungen erhöht werden.

Alternativ kann auch abgeführt werden mit 1—2 Teelöffeln Bittersalz (Magnesiumsulfat) in $1/4$ Liter Wasser oder mit einer Colon-Hydrotherapie.

Colon-Hydrotherapie

Bei der Colon-Hydrotherapie handelt es sich um ein Verfahren, bei dem das Einlaufgerät durch einen Apparat ersetzt wird, mit dem man die kontinuierliche Zufuhr von körperwarmem Wasser in den Darm und die anschließende Entleerung steuern kann: eine Art High-tech-Einlauf! Ein erfahrener Therapeut massiert während der Behandlung den Bauch und gewährleistet eine optimale Darmentleerung.

Colon-Massage nach Prof. Krauss

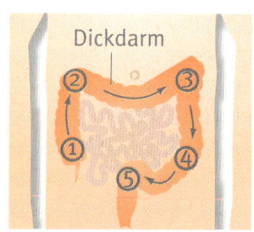

Der bekannte Naturheilkundler Professor Herbert Krauss aus Berlin entwickelte eine Form der Colon-Massage, die man auch selber durchführen kann. Die Fastensituation bietet eine ideale Zeit, um sich diese einfache Technik anzueignen: Man legt sich auf das Bett, befreit den Bauch und übt einen gut dosierten Druck auf verschiedene Darmabschnitte aus.

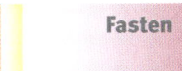

Trockenreiben/Bürsten und Öleinreibungen

Trockenreiben, Bürsten und Öleinreibungen kombiniert man am besten. Es werden Öle von hoher Qualität oder Öle mit Pflanzenextrakten in biologischer Qualität ausgewählt, die man großzügig auf die gesamte Körperfläche verteilt und einreibt. Anschließend wird die eingeölte Haut mit einer Trockenbürste in kreisenden Bewegungen von der Peripherie zum Herzen massiert.

Hilfsmethoden

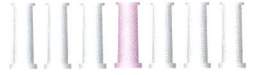

Die Auswahl der Hilfsmethoden hat sich – drei Generationen nach Dr. Otto Buchinger – weiter entwickelt.

Ganz besonders beim Fasten ist es wichtig, die Dosierung der Anwendungen, d. h. des Reizes, an die individuelle Reaktionsfähigkeit zu adaptieren – entsprechend einer biologischen Grundregel: Zu schwache Reize bewirken nichts, angepasste Reize fördern die Reaktionsbereitschaft des Körpers und zu starke Reize hemmen oder schädigen.

Die hier speziell beschriebenen Verfahren werden in allen Buchinger-Kliniken angeboten.

Massagen

Im Fasten bevorzugen wir Teilmassagen der schmerzhaften Bereiche oder Vollmassagen. Gemeinsam mit gezielter Bewegung dienen sie der Bewahrung oder Wiederherstellung der Beweglichkeit. Aufgrund ihrer allgemein entspannenden und durchblutungsfördernden Wirkungen sowie dem Kontakt mit der Hand und dem emotionalen Wert der therapeutischen Berührung sind Massagen sehr beliebt. Gönnen Sie sich $^1/_2$ Stunde Ruhe nach Ihren Anwendungen, um die Nachwirkungen voll auszuschöpfen und dem Körper Gelegenheit zu geben, auf den Massagereiz heilend zu antworten!

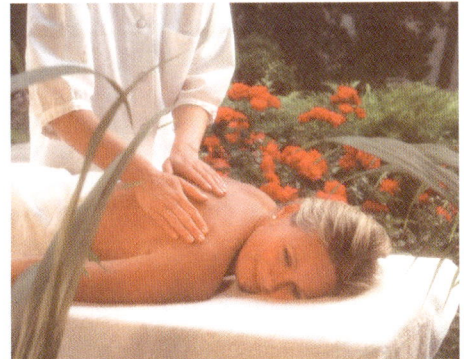

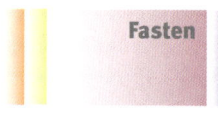

Wasseranwendungen

Alle Möglichkeiten der Wasseranwendung, über Kneipp-Güsse, Abwaschungen, Packungen, Wickel bis hin zu den medizinischen Bädern können in individuell dosierter Abstufung angewendet werden. Allerdings ist mit dem thermischen Reiz größte Vorsicht geboten: Kalte Anwendungen nützen nur dann, wenn der Körper reaktionsfähig ist und nachher wieder eine intensive Erwärmung herstellen kann. Fastende neigen zur Kälteempfindlichkeit, da die Wärme, die durch die Verdauungsvorgänge erzeugt wird, beim Fasten ausbleibt. Wärmeanwendungen wie Bäder, Sauna und Wassertreten sind wohltuend, sollten aber nicht zu lange dauern, um den Kreislauf zu schonen. Ebenso ist das Sonnenbad ohne körperliche Aktivität zeitlich zu begrenzen.

Atemtherapie

Auch die beste Atemtherapie kann körperliche Bewegung an der frischen Luft nicht ersetzen.

Fasten bietet eine ideale Situation, um die Atmung zu befreien. Spontan führt die Entleerung des Magen-Darm-Traktes und die allgemeine Gewichtsreduktion zur besseren Beweglichkeit des Zwerchfells. Yoga, besonders die Pranayama-Übungen zeigen uns, wie man in drei Phasen die maximale Ausweitung der Atembewegung bei der Einatmung erreichen kann und die maximale Entleerung bei der Ausatmung. Nicht nur enge Kleidung, Fehlhaltungen und Bewegungsmangel können unsere Atemfunktion einengen, sondern auch psychische Einflüsse. Wer hat nicht schon bei angespannten oder beängstigenden Situationen das beengende Gefühl im Brustbereich gespürt? Die Atmung wird automatisch der jeweiligen körperlichen und seelischen Situation angepasst. Wenn diese automatische Anpassung nicht mehr entsprechend funktioniert, müssen durch die Methoden der Atemtherapie diese Mechanismen erneut eingeübt werden. Die Atemtherapie oder -massage nach Glaser oder Middendorf wirkt dabei eher über die durch psychische Störungen hervorgerufene Fehlatmung, während die Atemgymnastik auf der körperlichen Ebene der Muskel- und Faserdehnung die Atmung vertieft und normalisiert; beide Methoden ergänzen sich sinnvoll. Durch den im Atemrhythmus mitgehenden Berührungsdruck der Hand des Therapeuten werden blockierte Zonen entkrampft und der normale Spannungszustand in diesen Geweben wieder hergestellt.

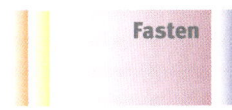

Die Roeder-Methode

Die Methode des Wuppertaler Arztes Dr. Heinrich Roeder hielt Dr. Otto Buchinger für unentbehrlich beim Fasten. Er war schließlich selber an den Folgen einer Mandelentzündung schwer erkrankt, und seinerzeit gab es noch keine Antibiotika. Daher wurden Gaumen- und Rachenmandeln sowie die oberen Atemwege besonders gründlich behandelt. Die Roeder-Methode wird regelmäßig in Buchinger-Kliniken durchgeführt, weitere Informationen dazu können Sie dem von Dr. Otto Buchinger verfassten Buch »Die Roeder-Methode« entnehmen (siehe Literatur S. 155).

Phytotherapie

Neben den individuell verordneten Medikamenten bietet das Teetrinken die Chance, phytotherapeutisch zu behandeln:

- Kamille bei Magenempfindlichkeit
- Anis-Fenchel-Kümmel bei Blähungen
- Pfefferminze bei Übelkeit
- Brennnessel zur Entwässerung
- Schwarz- oder Grüntee bei niedrigem Blutdruck
- Ingwertee bei Kälteempfindlichkeit

Magenempfindliche sollten alle »roten« Tees (z. B. Hibiskus, Hagebutte) meiden.

Betreuung

Fastende, selbst die routinierten, müssen gepflegt und betreut werden. Auch der beste Ratgeber ersetzt die menschliche Betreuung nicht (s. »Therapeutische Bausteine«, S. 123). Adressen von Kliniken oder Gruppen erhalten Sie über die Ärztegesellschaft Heilfasten und Ernährung e.V., siehe S. 156.

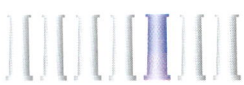

Fastengetränke/-zusätze (Gastronomie des Fastens)

Viel Trinken ist das Fastenmotto

Täglich sollten ca. 1 1/2 bis 2 Liter Wasser und kalorienfreier Kräutertee getrunken werden. Viel Trinken verdünnt Ausscheidungsprodukte wie z. B. Harnsäure und regt die Nierenfunktion an. Normalerweise bringen beim Essenden die Nahrungsmittel einen Großteil der Flüssigkeit, deswegen muss beim Fasten mehr getrunken werden.

Fastengetränke und -zusätze sollten frisch und naturbelassen zubereitet sein, ebenso wie die Nahrung vor und nach dem Fasten.

Beim traditionellen Buchinger Heilfasten handelt es sich um folgende Fastengetränke:

- 1/4 Liter Frucht- oder Gemüsesaft (möglichst frisch gepresst)
- 1/4 Liter Gemüsebrühe
- Tees, evtl. mit Honig (2–3 Teel. über den Tag verteilt)
- Mineralwasser (natrium-, nitrat- und kohlensäurearm).

Damit werden pro Tag bis ca. 250 kcal Kohlenhydrate sowie Vitamine, Mineralien und sekundäre Pflanzenstoffe zugeführt.

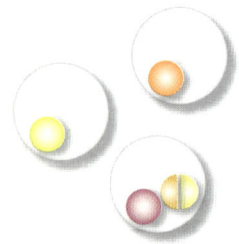

Fastenzusätze

Zu den oben genannten Fastengetränken können im Einzelfall folgende Zusätze notwendig sein:

- Eiweiß
- Mikronährstoffe (Mineralien und Vitamine)
- Essentielle Fettsäuren.

Eiweiß

Eine grundsätzliche Eiweißergänzung halten wir bei dem derzeitigen Eiweißüberangebot für entbehrlich, soweit ein normaler Ernährungszustand vorliegt und das Fasten methodisch richtig durchgeführt wird. Ein vorsichtiger Eiweißabbau kann sogar zum therapeutischen Erfolg beitragen.

Bei geschwächten und älteren Menschen kann eine Eiweißzufuhr mit naturbelassenen Produkten, z. B. Buttermilch, Jogurt, sonstigen Milchprodukten bzw. Mandel- oder Sojamilch (¹/₄ bis ³/₄ Liter pro Tag), sinnvoll sein. Somit werden »frische« Aminosäuren zugeführt, damit der Fastende nicht nur auf das »recycling« der eigenen Aminosäuren angewiesen ist.

Mikronährstoffe (Vitamine und Mineralien) und essentielle Fettsäuren

Für eine Fastendauer von 2–4 Wochen ist bei Menschen mit ausgewogenem Ernährungsstatus ein Zusatz von Mikronährstoffen in der Regel entbehrlich.

Bei Verdacht auf eine Unterversorgung mit Vitaminen und Mineralien oder bei erhöhtem Bedarf kann eine Supplementierung durchgeführt werden, zusätzlich zu der durch Säfte und Gemüsebrühen erfolgenden Zufuhr. Bei chronisch Kranken werden Mikronährstoffe supplementiert sowie auch naturbelassene essentielle Fettsäuren der Form cis-cis (kaltgepresstes Sonnenblumen-/Leinöl), z. B. in Form von folgenden Zusätzen:

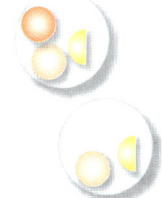

- Vormittags: 250 ml frisch gepressten Karottensaft und 50 g Magerquark mit 2 Teel. kaltgepresstem Sonnenblumenöl
- Nachmittags: 50 g Magerquark mit 1 Teelöffel Leinöl (Quark und Öl gut vermischen).

Versorgung mit Vitaminen und Mineralien

Eine Unterversorgung mit Vitaminen entsteht entweder durch zu geringe Zufuhr (z. B. einseitige oder mangelhafte Ernährung, besonders zu geringe Aufnahme von Obst, Gemüse und frischen Produkten) oder durch erhöhten Verbrauch (z. B. Vitamin C bei Zigarettenrauchern; Vitamin B_1 bei Alkoholikern; Eisen, Calcium und Folsäure in Schwangerschaft und Stillzeit). Bei Stress und Krankheit besteht allgemein ein erhöhter Bedarf. Liegt der Verdacht auf eine Unterversorgung vor, so sollten Säfte und Gemüsebrühen, die bereits Vitamine und Mineralien enthalten, durch Präparate ergänzt werden.

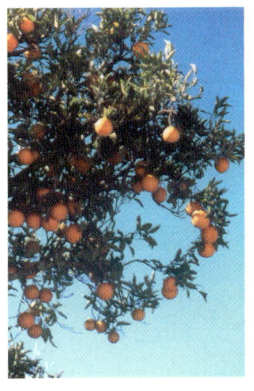

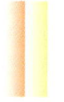 **Fasten**

Es stellt sich zudem die Frage, ob das Fasten in so einer Situation ratsam ist oder ob nicht eine andere Form der Ernährungstherapie vorzuziehen ist (z. B. ovo-lakto-vegetarische Kost oder – wenn sie vertragen wird – Rohkost). Der Mineralhaushalt von Natrium und anderen Mineralien wie Kalium, Calcium und Magnesium wird hauptsächlich über die Nieren reguliert, in Zusammenarbeit mit Hormonen der Nebennierenrinde. Die Konzentration dieser Mineralien im Blut bleibt beim Fasten normal, außer, wenn vor dem Fasten regelmäßig Abführ- und Entwässerungsmittel eingenommen wurden. In diesem Fall werden Mineralienpräparate verschrieben.

»Nahrung für die Seele«

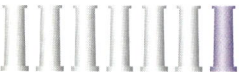

Zur Gastronomie des Fastens gehören einerseits die Fastengetränke und -zusätze und andererseits die »Diätetik der Seele«.

Die Pflege bzw. Wiederentdeckung von Quellen positiver Emotionen, wie Kunst, Literatur, Musik, Meditation, Natur sowie auch mitmenschliche Beziehungen und Spiritualität stabilisiert die emotionale Balance eines Menschen. So wird der Verzicht auf krankmachende, aber Genuss bringende Gewohnheiten im Alltag erleichtert, da Quellen der Freude außerhalb der Gaumenfreuden erschlossen werden können. Auch Botschaften aus Träumen gehören zur Diätetik der Seele.

Während des Fastens geht es dem Körper gut, die Seele hungert.
Buchinger 1947

Traumerlebnisse

Wer sich an seine Träume erinnert, lebt doppelt so intensiv. Das stationäre Fasten bietet eine ideale Situation, um Träume wahrzunehmen und mit seinem Unbewussten in Dialog zu treten.

Dazu einige Tipps:

- Papier oder Heftchen und Bleistift auf dem Nachttisch parat haben.

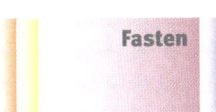

- Sich am Abend kurz vor dem Einschlafen intensiv einen Traum wünschen.
- Beim Erwachen den Traum sofort notieren. Auch die spontan entstehenden Gedankenassoziationen aufschreiben.
- Sich vorstellen, dass alle Elemente und Personen eines Traumes einen Anteil unseres Selbst darstellen können.
- Professionelle Hilfe aufsuchen, um mit Träumen zu arbeiten.

Wie stelle ich das Menü meiner Seele zusammen?

Auf ein weißes Blatt schreiben Sie alles, was Sie freut und was Ihnen Genuss bereitet – ich meine *alles*, auch was Sie im Alter von 10 oder 16 Jahren mochten! Dann liegt es an Ihnen, zu sortieren und die wichtigsten Genussquellen zu reaktivieren.

Beim Fasten sollte auch das eigene Beziehungsnetz betrachtet werden.

> Viele Menschen haben aus familiären oder beruflichen Gründen ihre Genussquellen auf Essen, Trinken, Arbeiten eingeengt und meinen »schon alles zu haben«.

Pflegen oder vitalisieren Sie ihr Beziehungsnetz

Die Fastensituation ist ideal, um sich das eigene Beziehungsnetz anzusehen: Wie sind die Beziehungen zu meiner Familie, meinen FreundInnen, meinen BerufskollegInnen? Welche Beziehungen sind lebendig und welche blockiert oder schon lange nicht mehr gepflegt worden? Besonders bei Lebenspartnern, Geschwistern, Eltern, Kindern bedeuten Konflikte einen Verlust an emotionaler Energie und viel Stress. Fastenden fällt es leichter, innere Friedensprozesse zu beginnen – zunächst in Gedanken, mit einem Brief oder einem Anruf oder durch einen Dialog mit dem Tagebuch. Es ist verblüffend dabei, wie schnell eine Beziehung wieder lebendig werden kann, wenn sich nur eine der beteiligten Personen öffnet.

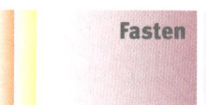

Fasten

Was schadet beim Fasten?

Das Rauchen

Ebenso unvereinbar wie Essen und Fasten ist Rauchen und Fasten. Rauchen ist bekanntlich ein schwerwiegender Risikofaktor – erst recht beim Fasten.

Schon durch wenige Züge aus einer Zigarette ziehen sich die Haargefäße (Kapillaren) korkenzieherförmig zusammen: Das Blut fließt langsamer. Teilweise kommt es zu Stauungen im Netz der feinsten Äderchen. Die Störungen in diesem System klingen nach dem Genuss nur einer Zigarette erst nach etwa einer Stunde wieder ab. Alle Organe, alle Funktionen sind abhängig von einer guten Durchblutung und müssen vor zusätzlichen Belastungen, z. B. Giften wie Teer und Schwermetallen, die mit dem Rauch eingeatmet werden, geschützt werden. Rauchen belastet den Raucher und die Umwelt mit Blei und Cadmium mehr als die Luftverunreinigung einer Großstadt.

Nikotin ist nachweislich an den Herz-Kreislauf-Erkrankungen beteiligt, die an erster Stelle in der Krankheits- und Todesstatistik stehen. Ca. 40% aller Krebserkrankungen wären durch Nichtrauchen vermeidbar. Auch Lungenkrebs – zu 90% durch Rauchen verursacht – erreicht alljährlich neue Rekorde. Haben Sie Ihre Zigarette schon ausgedrückt oder soll ich fortfahren? Im Fasten können Sie sich das Rauchen leicht abgewöhnen! Eine Fastenklinik ist eine rauchfreie Zone.

Der Alkohol

Auch auf Alkohol ist während des Fastens vollständig zu verzichten. Vor allem bei Gewohnheitstrinkern finden sich häufig krankhafte Veränderungen am Nervensystem sowie an den inneren Organen Herz, Leber, Bauchspeicheldrüse, Magen und Darm. Sie können durch Fasten behoben und schon bei einer ersten Kur wesentlich gebessert werden.

Kein Schluck Alkohol während des Fasten, denn er

- belastet die Leber,
- regt die Magensäfte an und löst damit auch Magenreizung und Hungergefühle aus,
- raubt Vitamine und
- bremst die Entschlackung.

Anders ist es bei Gesunden, wenn normal gegessen wird. Da wirkt ein schönes Glas Wein sogar stimulierend! Die Dosis macht das Gift!

Die neun Bausteine des Fastens

Neben dem Fasten als erstem Baustein sind die weiteren Bausteine eines multidisziplinären therapeutischen Teams (siehe auch Tab. 5):

- Medizin,
- Ernährung/Diätetik,
- Physio-/Bewegungstherapie,
- Psychotherapie und
- Pflege,

hinzu kommen

- Kultur (sich kreativ betätigen und Kunst genießen)
- Spiritualität (in Zusammenarbeit mit kompetenten Institutionen) und
- naturheilkundliche Gesundheitspädagogik (Vorträge, Lehrküchen, Entspannungsmethoden, Traumarbeit usw.).

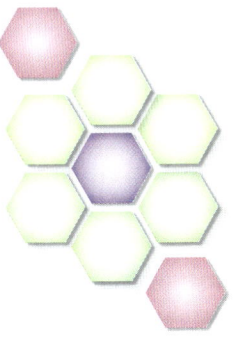

Der/die Fastenarzt/-ärztin soll den Fastenden zum Subjekt des Geschehens machen, ihm den rechten Schwung vermitteln und seine Autonomie fördern. Er soll aktiv und empathisch zuhören sowie ermutigen können. Das Buchinger Heilfasten ist eine Schule, die einen Menschen befähigt, seine Gesundheit in die eigenen Hände zu nehmen.

Tab. 5: Einige therapeutische Bausteine des Fastens

Medizin	Ernährung/Diätetik	Physio-/Bewegungstherapie	Psychotherapie	Pflege
• Ganzheitliche Betreuung und individuelle Zusammenstellung des Fastenprogramms • Internistische Diagnostik und Therapie • Roeder-Methode* • Autogenes Training • Naturheilverfahren aus dem europäischen Raum (z. B. Homöopathie) und aus anderen Kulturkreisen (z. B. Akupunktur, Moxibustion) • Phytotherapie • Vorträge	• Fasten- und Aufbaukost • Lehrküchen • Lehrbuffets • Vorträge • Ernährungsberatung	• Teil- und Vollmassagen* • Naturheilkundliche Anwendungen (z. B. Reflexzonenmassage, Osteopathie, Colon-Hydrotherapie, Hydro- und Kneipp-Therapie*) • Verfahren aus anderen Kulturkreisen (z. B. Shiatsu, Tuina, Tai Chi, Qi Gong, Yoga) • Krankengymnastik • Personal Training • Wanderungen • Gymnastik	• Gesprächstherapie • Verhaltenstherapie mit Betonung auf dem Essverhalten • Katathymes Bilderleben • Berufscoaching • Partnerschaftstherapie • Tiefenpsychologie • Traumarbeit • Kunsttherapie • Atemtherapie* • (Individuelle und und Gruppentherapie)	• Tägliche Basisbetreuung • Leberwickel • Darmhygiene • Emotionale Unterstützung

* Die Beschreibung zu diesen Methoden finden Sie ab S. 110

Mögliche Nebenwirkungen und ihre Behandlung

Wenn die Indikation zum Fasten richtig gestellt wurde und der Fastende sich an die bewährte Methode hält, können Fastenkrisen und die meisten Befindlichkeitsstörungen vermieden werden. Vergessen wir aber nicht, dass eine Krise auch eine Heilkrise sein kann: Wenn sie auftritt, wird sie therapeutisch aufgefangen und genutzt.

Befindlichkeitsstörungen sind meistens durch kleine Interventionen zu beheben: sich ausruhen, sich aktivieren, ein Gespräch führen zum Angstabbau, sowie naturheilkundliche Maßnahmen. Fastenkrisen hingegen sind akute Situationen, die der ärztlichen Behandlung bedürfen und oft als Reinigungs- und Genesungskrisen betrachtet werden können. Sie können aber auch die Folge einer bereits vorher existierenden Krankheit sein bzw. eintreten, wenn Fastenregeln nicht eingehalten wurden.

Probleme beim Fasten

Zu Schwierigkeiten beim Fasten kann es kommen, wenn

- bereits eine Erkrankung vorliegt
- Medikamente eingenommen werden
- Fastenregeln nicht eingehalten werden (z. B. viel Wasser trinken, Ruhe und Bewegung in ausgewogenem Verhältnis, Aufbauzeit einhalten).

Manchmal kann das Fasten diagnostisch wirken, da hierbei unterschwellige Erkrankungen deutlich werden können: Bei einem Patienten mit chronisch leicht erhöhter Temperatur (seit Jahren ungeklärt) wurde am 7. Fastentag eine akute Blinddarmentzündung festgestellt und er konnte komplikationsfrei operiert werden. Man entfernte massiv chronisch entzündetes Gewebe – seitdem war er fieberfrei.

Befindlichkeitsstörungen beim Fasten

Ruhe bewahren – diese Störungen treten selten auf und meistens verschwinden sie schnell.

Kälteempfindlichkeit

Die Wärmeproduktion durch die Verdauungsvorgänge bleibt aus, die Produktion von Schilddrüsenhormonen ist reduziert. Empfehlenswert ist es, sich warm anzuziehen (Handschuhe, Socken und Mütze nicht vergessen). Von warmen Getränken (auch warmes Wasser!), warmen Bädern und Sauna Gebrauch machen, sich körperlich bewegen oder … im Sommer oder in Spanien fasten!

Müdigkeit

Die Müdigkeit kann unterschiedlich ausgeprägt sein: von Konzentrationsstörungen bis hin zu Apathie. Es gibt vielfältige Ursachen und entsprechende Lösungen: Bei Schlafdefizit und Erschöpfungszustand vor dem Fasten sollte der Schlaf nachgeholt werden, bei niedrigem Blutdruck hilft körperliche Aktivität und kalte Gesichtswaschungen, bei Unterzuckerung gilt es, sich hinzulegen in Wärme und Ruhe und ggf. einen Tee mit Honig trinken. Eine leichte Unterzuckerung mit entsprechendem Erschöpfungsgefühl kann nach körperlicher Überanstrengung und langem Sonnenbad auftreten. Chronische Schlappheit kann auch Ausdruck psychischer Blockaden und depressiver Verstimmung sein – hier hilft am besten ein Gespräch, Psychotherapie oder ein nonverbales Verfahren wie Atemtherapie oder Tagebuchschreiben.

Niedriger Blutdruck und Schwindelgefühl beim Aufstehen

Erstes Gebot ist es, Hektik zu vermeiden und in zwei Etappen aufzustehen: zuerst von der liegenden in die sitzende Position, erst danach langsam aufstehen. Viel trinken, um das Blutvolumen aufrecht zu erhalten, regelmäßiges Ausdauertraining. Bei akutem Schwindelgefühl sofort hinlegen und Beine hoch lagern, damit das in die Beine abgesackte Blut zum Herzen und zum Kopf zurückströmen kann.

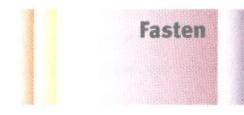

Kopfschmerzen

Die Plage vieler Kaffeetrinker wegen Koffeinentzug! Die Entwässerung der ersten Tage soll dafür verantwortlich sein, aber auch die sog. Entschlackung. Kopfschmerzen verschwinden oft schlagartig nach gründlicher Darmreinigung. Hilfreich ist deswegen ein frühzeitiger Einlauf, reichliches Trinken, viel Ruhe und frische Luft. Selten muss ein Medikament gegeben werden. Unser Geheimtipp: etappenweise ins Fasten einsteigen.

Lendenwirbelsäulenbeschwerden

Das »Scharnier« zwischen dem Beckenknochen und der Lendenwirbelsäule wird enorm in Anspruch genommen. Daraus resultieren degenerative Veränderungen mit entsprechenden Muskelspannungen, deswegen treten in diesem Bereich häufig im Fasten Beschwerden auf: Ursache ist wahrscheinlich die Entwässerung, die vermehrte Säureproduktion beim Fasten und ein möglicherweise unausgewogener Mineralienhaushalt. Wärme, Gymnastik, Physiotherapie oder Osteopathie kann Linderung bringen, sowie viel Trinken und ggf. Zusätze von Mineralien und Basenpulver.

Übelkeit/Galle-Erbrechen

Beim Fasten kann vorübergehende Übelkeit auftreten. In seltenen Fällen kann der Gallensaft den leeren Darm reizen, der sich krampfartig zusammenzieht und die Galle in Richtung Magen drängt, die dieser wiederum durch Erbrechen herausbefördert. Danach fühlt sich der Fastende befreit und körperlich wohl. Es empfiehlt sich viel Ruhe, Wärme auf dem Bauch und schluckweises Trinken von lauwarmem Kamillentee. Getränke, gegen die man eine Abneigung hat, sollten vermieden werden. Zur Beschleunigung des Erbrechens kann man ein großes Glas warmes Wasser mit einer Prise Salz zügig trinken und dann das Erbrechen selbst auslösen.

Fasten

Sodbrennen, Blähungen

Zu Beginn des Fastens können die ungepufferten Magensäfte die Schleimhaut reizen. Ruhe und Entspannung bremsen die Säureproduktion, Hafer- oder Gerstenschleim sowie auch Weizenkleie in kleinen Mengen puffern die Säure und lindern die Beschwerden. Die Fastengetränke sollten sich beschränken auf dünn gebrühte (warm, nicht zu heiß) Kräutertees, z. B. Kamille, und verdünnte Säfte, z. B. Trauben- oder Rote-Beete-Säfte. Zudem sollte Honig vermieden werden.

Wadenkrämpfe

Diese hängen in den ersten Tagen mit Verschiebungen im Mineralhaushalt zusammen – besonders bei Fastenden, die lange harntreibende Substanzen oder Abführmittel eingenommen haben. Kalium-, Magnesium- und Calciumzusätze, aber auch eine Prise Salz in der Brühe können Linderung bringen.

Herzklopfen

Durch die Veränderungen im Mineralien- und Wasserhaushalt, aber auch wegen der vegetativen Umstellung kann Herzklopfen auftreten. Phytotherapie und Mineralien helfen. Herzerkrankungen sollten vorher diagnostisch ausgeschlossen werden.

Unruhige Beine

Dieses meist nachts und im Liegen auftretende lästige Unruhegefühl kann durch wechselwarme oder kalte Schenkelgüsse sowie reichliche Flüssigkeitszufuhr behandelt werden.

Hungergefühle

Ein Fastender verspürt meist keinen Hunger: Sein Blut enthält reichlich »Nahrung« in Form von Fett – seine Tankuhr steht auf voll! Wahrer Hunger, meist im Magenbereich verspürt, kann bei Magenempfindlichen vorkommen, aber auch, wenn der Darm nur unvollständig entleert wurde. Dünne Fastende verspüren ihn häufiger. Colon-Hydrotherapie oder die Einnahme von Bittersalz und Colon-Massage sind empfehlenswert. Ein permanentes Hungergefühl kann auch auftreten, wenn das Fasten unbewusst abgelehnt wird (z. B. aus Angst).

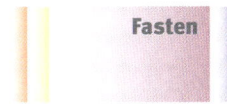

Drang zum Essen

Wenn kein objektives Hungergefühl, d. h. unangenehme Leere im Magen verspürt wird und dennoch ein enormer Drang zum Essen besteht, liegt meistens ein emotionaler Mangel zugrunde. Manchmal ist die Ursache ganz einfach ein Duft, ein Bild oder das Schaufenster einer Konditorei und man bekommt Gelüste nach ganz bestimmten Speisen (z. B. auf Schokolade, Salat, knuspriges Brot, würzigen Käse oder ein saftiges Steak). Wenn der Mangel in einer therapeutischen Situation bewusst gemacht und genannt wird, führt dies meist zum Nachlassen des Dranges.

Wenn der Drang zum Essen nicht behoben werden kann und nur unterdrückt wird, kann es zu Essanfällen kommen, die ein Abbrechen des Fastens verlangen. In diesem Fall sollte die Aufbauphase eingeleitet werden und auftretende Schuldgefühle und vermindertes Selbstwertgefühl psychotherapeutisch bearbeitet werden.

Vorübergehende Sehstörungen

Im Fastenverlauf kann die Sehleistung beim Lesen nachlassen. Wechseln Sie aber bitte nicht Ihre Brille, denn die Sehleistung bildet sich nach dem Fasten wieder voll zurück. Für diese vorübergehende Sehschwäche ist wohl der verminderte Augeninnendruck und der dadurch veränderte Krümmungsradius der Linse verantwortlich. Bei Glaukom (grüner Star) wirkt sich die Senkung des Augeninnendruckes sogar günstig aus.

Mundgeruch

Er kann durch die Ketose, durch Parodontose oder von Gasen kommen, die im Darm entstanden sind und abgeatmet werden. Auf alle Fälle: Zähne und Zunge putzen, Mundhygiene.

Trockener Mund

Wahrscheinlich als Folge von Mineralienverschiebungen, besonders Kalium. Dadurch wird die Speichelproduktion reduziert. Man sollte viel trinken, Lippenbalsam anwenden und ggf. Mineralien zuführen.

Hautausschlag

Zum Teil mit Juckreiz verbunden kann er an einer bestimmten Stelle auftreten, seltener auch den ganzen Körper betreffen. Er kann plötzlich im Fastenverlauf auftreten und wird als Eliminationssymptom betrachtet: Entweder wird die Haut durch die im Schweiß gelösten sauren Ausscheidungsprodukte gereizt oder die nun freigesetzten, bisher im Fettgewebe gespeicherten Allergene oder Substanzen (z. B. Medikamente) lösen eine allergische Reaktion aus. Empfehlenswert sind Kleiebäder, Stimulierung der Ausscheidung über Nieren, Darm und Lungen und reichlich Basenpulver.

Unterzuckerung

Fastende sind zwar sehr belastbar und können sich viele Stunden bewegen, sollten aber Höchstleistungen vermeiden, die den Brennstoff Zucker erfordern: Wer sich überanstrengt, riskiert eine Unterzuckerung und als Folge davon Müdigkeit und Muskelkater. Lösung: sich hinlegen und Tee mit Honig trinken.

Veränderungen der Schlafqualität

Dr. Otto Buchinger empfahl den Fastenden bei Durchschlafstörungen nicht Schlaftabletten, sondern die Chance zu nutzen, ein Gedicht oder einen Psalm auswendig zu lernen! »Auch eine durchwachte Nacht kann eine Gnade sein.«

Häufig verkürzt sich beim Fasten die Schlafdauer, dagegen ist der Schlaf selbst meist unverändert erholsam. In diesem Fall sollte man sich auf keinen Fall zwingen weiterzuschlafen, sondern aufstehen, sich durch eine Frühwanderung vitalisieren, schreiben, lesen oder ausgiebig den Körper pflegen. Erwacht man in der Nacht mit längerer Wachdauer, sollte das zunächst in Ruhe hingenommen werden – ein Fastender muss am nächsten Tag nicht arbeiten oder Leistung erbringen, er kann auch in der Mittagspause ein Schlafdefizit ausgleichen. Als Ursachen finden sich entweder die hormonellen Veränderungen zu Beginn des Fastens mit erhöhtem Adrenalinspiegel, oft sind es

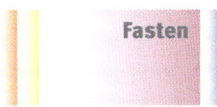

aber eher psychisch-seelische Inhalte und Konflikte, die direkt oder über einen Traum den Fastenden wachrütteln. Lösung: Gedanken und Emotionen zulassen, Träume erinnern und aufschreiben, bei Angstzuständen – wenn man es kann – beten, oder aufstehen und an die frische Luft gehen.

Gewichtsstillstand

Meist kommt ein Gewichtsstillstand dadurch zustande, dass der Körper Salz (Natrium) und Wasser zurückhält; dies wird häufig beobachtet, wenn vorher harntreibende Mittel eingenommen oder salzige Mineralwässer getrunken wurden. Es kommt auch manchmal zu paradoxen Reaktionen: Bei viel körperlicher Bewegung oder langen Saunagängen werden durch das Schwitzen Mineralien ausgeschieden – mit der Folge, dass der Körper die Mineralien und das Wasser zurückhält. Am nächsten Tag zeigt sich dann anstatt der erwarteten Gewichtsreduktion ein Gewichtsstillstand. Bei Frauen kann es sich auch um einen prämenstruellen Wasserstau handeln. Bleiben Sie gelassen: Der tägliche Fettabbau findet trotzdem statt, auch wenn die Waage diesen nicht anzeigt. In seltenen Fällen kann sich hinter einer Gewichtsstagnation eine Schilddrüsenunterfunktion verbergen.

Psychische Befindlichkeitsstörungen, z. B. Depression, Angst, Trauer

Auch wenn beim Fasten eine Tendenz zur Stimmungsaufhellung besteht, können depressive Phasen auftreten, die meist als »Erstverschlimmerung« aufgefasst werden: Verdrängte Konflikte, unbewusste Mängel und Trauer drängen in das Bewusstsein und können nun therapeutisch aufgearbeitet werden.

Gichtanfall

Besonders zu Fastenbeginn bremst der Fettstoffwechsel die Ausscheidung von Harnsäure über die Nieren. Das kann dazu führen, dass der Harnsäurespiegel ansteigt. Bei zu geringer Trinkmenge oder bereits vor dem Fasten erhöhten Harnsäurewerten kann dies zu Gichtanfällen (akuter Gelenkentzündung) führen. Gegebenenfalls kann ein Medikament verschrieben werden.

Fastenkrisen

Fastenkrisen sind bei medizinischer Betreuung und unter stationären Bedingungen die Ausnahme. Eine Statistik unserer Klinik über 3 Monate, in der die Fastenverläufe von 350 Patienten erfasst wurden, zeigt, dass lediglich eine Person am 17. Fastentag aufgrund einer Herzrhythmusstörung ins Krankenhaus gebracht werden musste, aber bereits nach 24 Stunden in die Fastenklinik zurückkehrte und dort erfolgreich weiterfasten konnte.

Folgende Symptome deuten auf eine Fastenkrise hin:

- Migräneanfall
- Unstillbares Erbrechen
- Azidoketose
- Gallen-, Nieren-, Darmkolik
- Herzbeschwerden, Herzrhythmusstörungen
- Ausbrechen einer Infektionskrankheit
- Spastische Krise bei Porphyrie
- Akute Narbenbeschwerden
- Schub einer vorexistierenden Erkrankung

Gefahren bei medikamentöser Therapie

Größte Vorsicht ist geboten bei der Einnahme folgender Präparate:

- Nichtsteroidale Antirheumatika (NSAR)
- Systemische Kortikoide (max. 20 mg/Tag Prednisolonäquivalent), Betablocker
- Antihypertonika (insbes. Betablocker und Diuretika)
- Antidiabetika
- Kontrazeptiva (eingeschränkte Wirkung)
- Antikoagulanzien
- Psychopharmaka (insbes. Neuroleptika und Lithium)
- Antiepileptika

Rein medikamentöse Behandlungen dürfen nur unter ärztlicher Kontrolle erfolgen. Eine Herausforderung für den Fastenarzt/die Fastenärztin ist der Umgang mit Patienten, die bereits unter medikamentöser Behandlung stehen.

Fastenbrechen und Aufbau – Genuss, Lebenskraft und Abschied

Das Fastenbrechen und der Aufbau entsprechen der Phase der »Landung«. Genießen Sie die Aufbauphase, aber bleiben Sie wachsam! Vom Gelingen des Aufbaus ist der nachhaltige Erfolg des Fastens abhängig!

Gönnen Sie sich vier Aufbautage (bei einer Fastendauer von 10–20 Tagen) und reisen Sie erst am 5. Tag ab! So bleiben Sie im gleichen Rhythmus und am gleichen Ort wie beim Fasten.

Wenn das Datum des Fastenbrechens feststeht, schaltet der Fastenstoffwechsel allmählich und automatisch auf Essen zurück.

Was passiert in der Aufbauphase?

Mit dem ersten Biss in einen Apfel »erwacht« der Magen-Darm-Trakt, und die Verdauungsvorgänge setzen wieder ein, um den Körper mit Brenn- und Aufbaustoffen aus der Nahrung zu versorgen.

Essen Sie in Ruhe, kauen Sie gründlich, um die Säfteproduktion anzuregen und die Arbeit der Verdauungsorgane zu erleichtern … und um intensiver die lange entbehrten Aromen zu geniessen.

»Essen« Sie die flüssige und »trinken« Sie die feste Nahrung.

Nicht jeder Verdauungstrakt erwacht gleich schnell – achten Sie daher auf Ihre Körpersignale: Gasbildung, Bauchbeschwerden und ein Schweregefühl im Magen sollten vermieden werden. Auch wenn erst am 4. Tag der erste Stuhlgang spontan einsetzen sollte – bleiben sie gelassen! Der Dickdarm muss sich erst bis zum Enddarm füllen, eher er sich spontan entleeren kann. Ab dem 5. Tag hilft bei Bedarf ein kleiner Einlauf.

Wenn vor dem Fasten Stuhlverstopfung vorhanden war, kann etwas Kleie mit viel Flüssigkeit helfen. Ebenso hilfreich: Bewegung, Colonmassage, und die Abwesenheit von Stress während des Aufbaus.

In den ersten Aufbaustunden kann anstelle des erwarteten sofortigen Energieschubes Müdigkeit auftreten, denn durch die jetzt wieder erhöhte Durchblutung im Verdauungstrakt kommt es zu einer Umverteilung der Blutversorgung. Aber Geduld! Ausruhen nach den Mahlzeiten, Spaziergänge und Gelassenheit führen bald dazu, dass die regenerierten Lebenskräfte den ganzen Körper durchströmen.

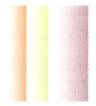

Aufbau

Der Begriff »Aufbau« deutet ja darauf hin, dass die Speicher an Vitaminen, Glykogen und – bei Normalgewichtigen – an Fett wieder aufgefüllt werden müssen. Gleichzeitig werden rapide einige Eiweißstrukturen neu aufgebaut, z. B. Darmoberfläche, Verdauungsenzyme oder Muskeleiweiß. Die Lebensmittel im Aufbau müssen vollwertig, aber der individuellen Verträglichkeit angepasst sein.

Abschied von der Fastensituation und Rückkehr in den Alltag

Die satte, fette Raupe verpuppt sich. Regungslos, in einem Chitinsarg, fastet nun das scheintote Wesen 6–7 Monate total, bis die warme Frühlingssonne die Puppenhülle sprengt. Aber heraus kommt nun nicht mehr die hässliche, dicke Raupe, sondern ein beschwingtes Geschöpf, ein Entfaltetes, ein Falter, der nicht ohne tieferen Grund stets das Sinnbild der Seele war.
Otto Buchinger, aus »Um's Ganze«

Erfahrene Faster und Fasterinnen berichten, dass sie mit einem lachenden und einem weinenden Auge der Aufbauphase entgegen sehen. Sie genießen die wiederkehrende Wärme, die erneute Energie und die regenerierte Genussfähigkeit, die selbst einfache Gerichte in ein Fest der Sinne verwandelt. Zugleich trauern sie der Leichtigkeit des Lebens auf Autopilot und der durch das Serotonin harmonisierten Gefühle nach… Manch einer fühlt sich nach dem ersten Apfel wie Adam und Eva, vertrieben aus dem Frieden des Paradieses!

Die Herausforderung des Aufbaus

Die Herausforderung besteht darin, dass einerseits die Reserven wieder aufgefüllt und die Körperstrukturen wieder aufgebaut werden müssen, andererseits aber die Verdauung erst nach einigen Tagen wieder vollständig funktioniert. Die Kunst besteht darin, die qualitativ besten Lebensmittel aufzunehmen (so naturbelassen wie möglich), und dennoch zu vermeiden, dass Blähungen, Völlegefühl oder Bauchbeschwerden eintreten.

Menschen, die vor dem Fasten alles vertrugen und eine starke Verdauungsvitalität besaßen, haben beim Aufbau meistens weniger Schwierigkeiten. Menschen mit schwacher Verdauungsleistung können sich dagegen mit dem Aufbau schwer tun. Diese sollten langsam essen und gut kauen, weniger Rohkost essen, kleine einfache Mahlzeiten einnehmen und die Verdauung unterstützen durch Wärme, Bewegung und Bauchbehandlungen.

Fastenbrechen und Aufbau – Genuss, Lebensfreude und Abschied

Es ist nun an der Zeit, von der Fastensituation, der »Fastenzelle«, dem Betreuungsteam, von liebgewonnenen Mitfastenden und der Geborgenheit Abschied zu nehmen, seine Flügel wieder neu zu entfalten und in den Alltag zurückzukehren.

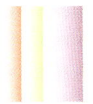
Aufbau

So wird es gemacht!

Das sog. Fastenbrechen erfolgt am letzten Fastentag. In der Regel wird mittags ein reifer Apfel (oder auch Apfelkompott) langsam und lange kauend gegessen. Am Abend gibt es eine Kartoffelsuppe. Die Kost während des Aufbaus ist leicht, ovo-lakto-vegetarisch, vollwertig nach individueller Verträglichkeit, mit ungesättigten Fetten (kaltgepresste Pflanzenöle).

Der 1. Aufbautag hat ca. 800 kcal, der 2. ca. 1 000 kcal, der 3. ca. 1 200 kcal und der 4. ca. 1 600 kcal. Zwischen den Mahlzeiten sollten Sie weiterhin viel trinken.

Gastronomie des Fastens und des Aufbaus

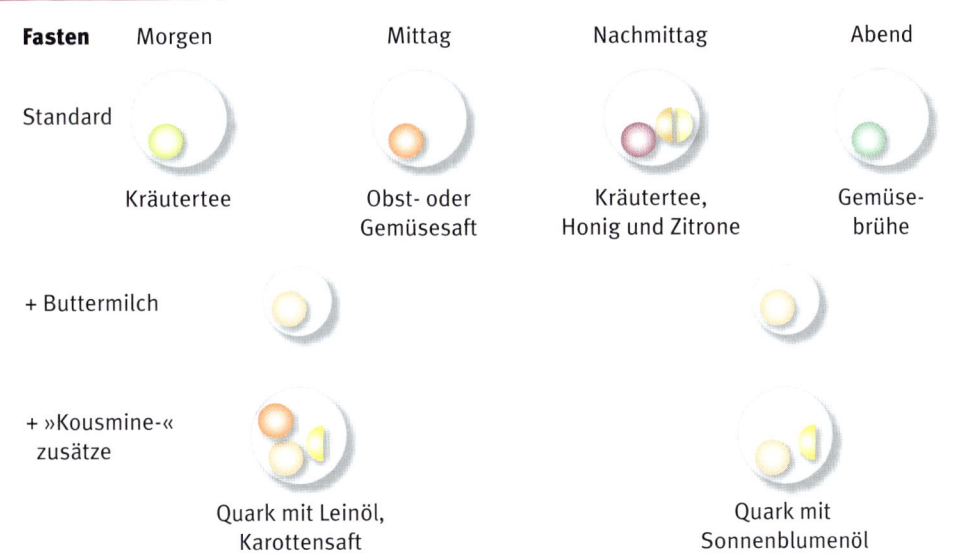

Fasten	Morgen	Mittag	Nachmittag	Abend
Standard	Kräutertee	Obst- oder Gemüsesaft	Kräutertee, Honig und Zitrone	Gemüsebrühe
+ Buttermilch				
+ »Kousmine-« zusätze		Quark mit Leinöl, Karottensaft		Quark mit Sonnenblumenöl

Stationäres Fasten in der Klinik Buchinger am Bodensee

Fasten-brechen	Morgen	Mittag	Nachmittag	Abend
		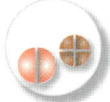	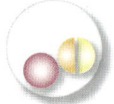	
	Kräutertee	2 Äpfel und 4 Nüsse	Kräutertee, Honig und Zitrone	sämige Kartoffel-Gemüsesuppe

Aufbau				
1. Tag	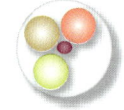	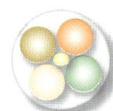	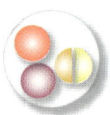	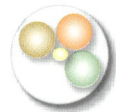
	Kräutertee, Getreidebrei, Apfelkompott, Backpflaumen	Zarte Rohkost, Kartoffelpüree, Quark mit Leinöl, Spinat	Obst, Kräutertee, Honig und Zitrone	Salat oder Gemüsesaft oder Suppe, Reis, Gemüse
2. Tag	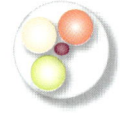	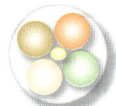	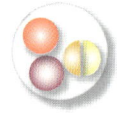	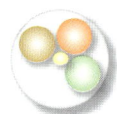
	Kräutertee, Budwig-Creme mit Obst, Backpflaumen	Zarte Rohkost, Quark mit Leinöl, Hirsesoufflé, Gemüse	Obst, Kräutertee, Honig und Zitrone	Salat oder Gemüsesaft oder Suppe, Pellkartoffel, Gemüse
3. Tag	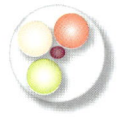	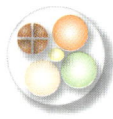	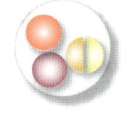	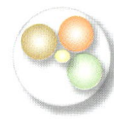
	Kräutertee, Budwig-Creme mit Obst, Backpflaumen	Rohkost mit Nüssen, Sonnenblumenöl, Omelett mit Gemüse	Obst, Kräutertee, Honig und Zitrone	Salat oder Gemüsesaft oder Suppe, Tofu auf Curryreis
4. Tag	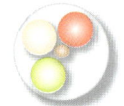		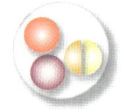	
	Kräutertee, Budwig-Creme mit Obst, Vollkornbrötchen	Rohkost mit Nüssen, Sonnenblumenöl, Gemüsetorte oder Gemüseteller mit Ei	Obst, Kräutertee, Honig und Zitrone	Salat oder Gemüsesaft oder Suppe, Brot mit Avocadoaufstrich oder Käse

Fasten und Fastenbrechen – zwei wichtige Rezepte

Gemüsebrühe – Grundrezept (für 1 Person)

Zutaten:
- 300 ml Wasser
- 250 g Gemüse, z. B. Möhren, Lauch, Zwiebel, Tomaten, Kartoffeln
- 1 Prise Salz
- 1 EL frische Kräuter.

Zubereitung: Das Gemüse schälen, zerkleinern und mit dem Wasser zum Kochen bringen. Die Brühe auf kleinster Flamme 15–30 Minuten köcheln lassen. 80% des Gemüses durch ein Sieb seihen, den Rest pürieren. Die Prise Salz zufügen und die Brühe mit frischen Kräutern servieren. Jede Art von Gemüse und Gemüsemischung kann verwendet werden.

Die Gemüsebrühe lässt sich hervorragend portionieren und einfrieren.

Für die Suppe, die Sie beim Fastenbrechen zu sich nehmen, können Sie Kartoffeln und Gemüse in Stücken belassen.

Budwig-Creme nach Dr. Kousmine
Grundrezept (für 1 Person)

Zutaten:
- 40 g Magerquark
- 4 g Leinöl (1 Teelöffel)
- 50 g Bananen ($1/2$ bis 1)
- 10–40 g (1 Gläschen) Orangen- oder Zitronensaft nach Bedarf
- 1 Apfel
- 30 g Obst der Saison
- 10 g Getreide (z. B. Hafer), sehr fein gemahlen
- 10 g Ölsaaten, eingeweicht oder gequetscht.

Zubereitung: Quark und Öl verrühren, Banane pürieren, Saft und feingemahlenes Getreide zufügen. Den Apfel halbieren, vom Kerngehäuse befreien und reiben. Mit den Ölsaaten in die Masse geben. Der Geschmack kann mit verschiedenen Obst- oder Nusssorten und Zitrone bzw. Gewürzen variiert werden. Mit dem Obst der Saison dekorieren.

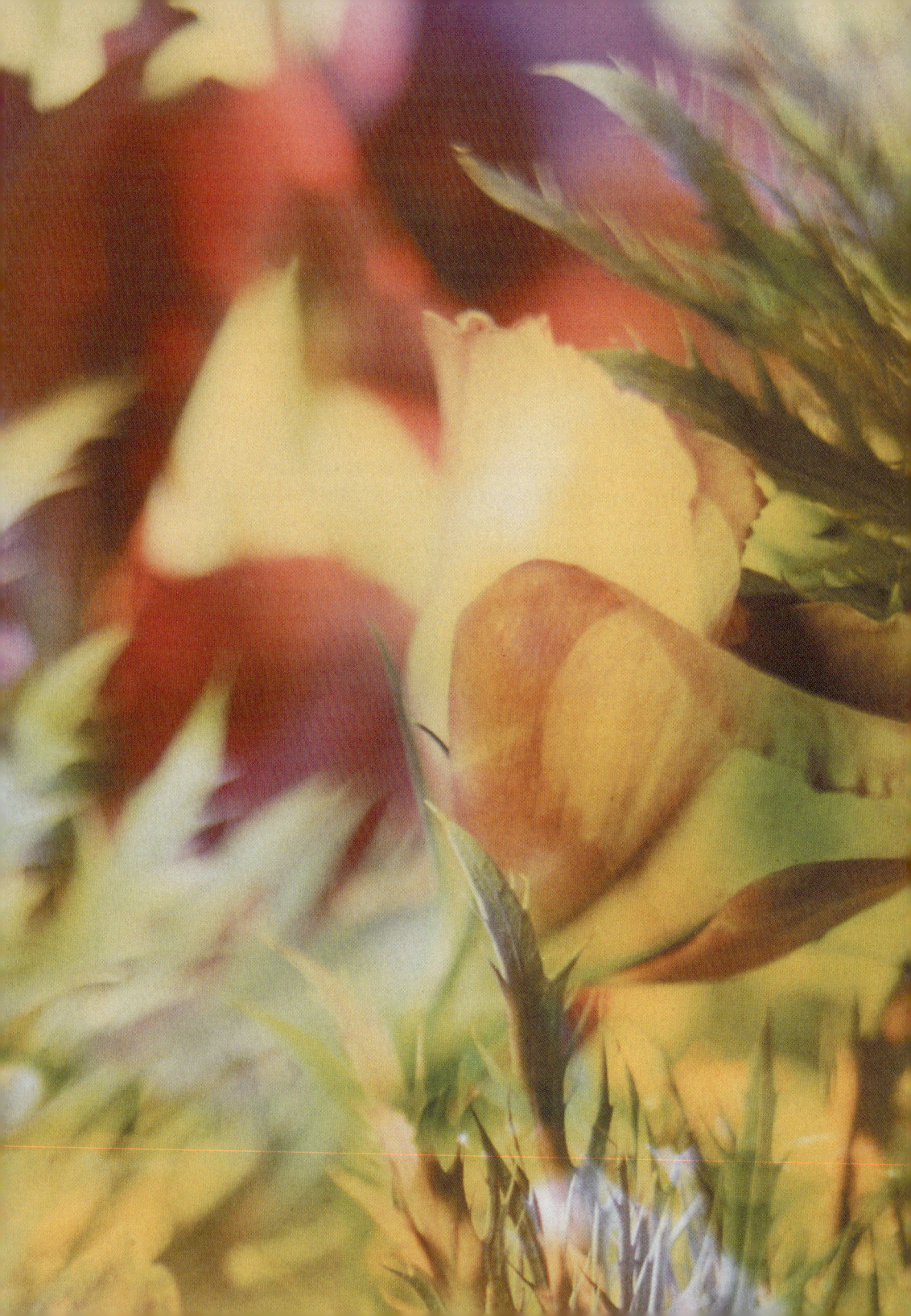

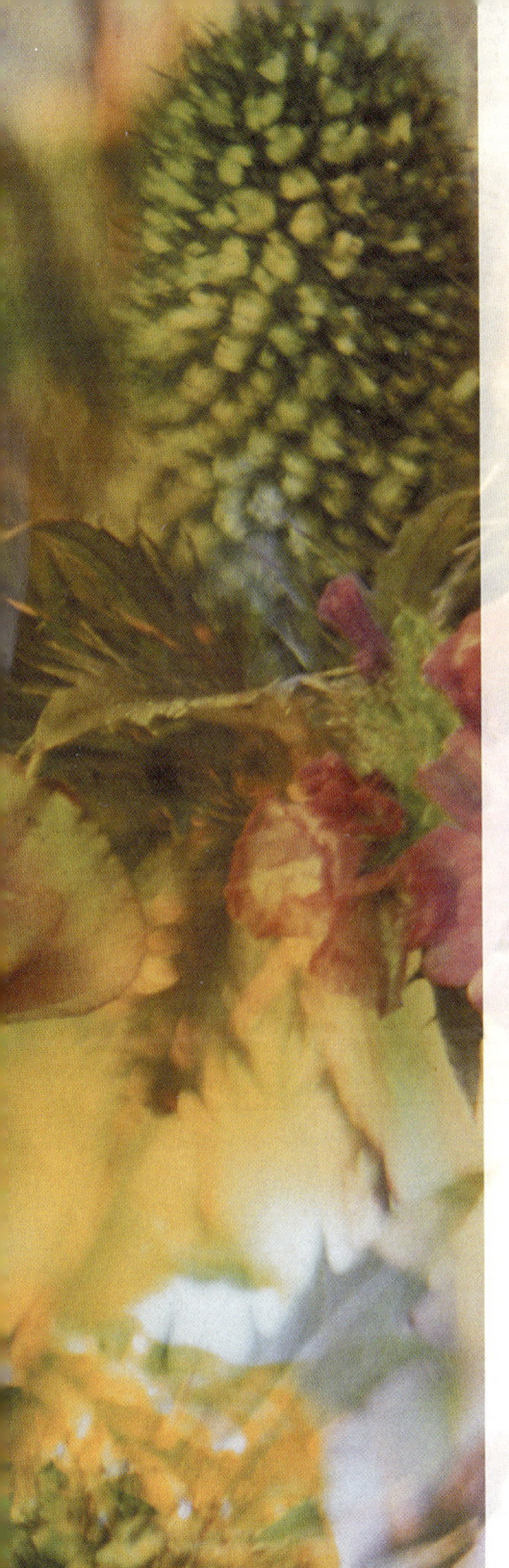

Bewusster essen und bewusster leben durch Fasten

Dieses Kapitel bietet Ihnen eine komplette Fastenwoche zum Nachmachen sowie viele Hinweise für das Essen nach dem Fasten.

Ihr Fastenplaner – Tag für Tag

Vom Anreisetag bis zum Ende des Aufbaus möchte ich Sie nun Schritt für Schritt durch Ihre Fastenzeit führen. Dabei werden einige Aktivitäten jedem Fastentag seinen besonderen Rhythmus geben.

Anreisetag

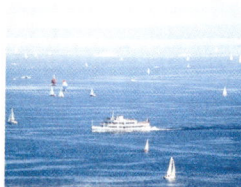

Menü für den Körper

Leichte Mahlzeiten ohne Alkohol, Kaffee und Fleisch bzw. Entlastungstag mit Monodiät (Reis, Obst, Kartoffeln oder Hafer auf 3–4 Mahlzeiten verteilt, s. Vorschläge S. 104 und ab S. 135).

Menü für die Seele

Anreise ohne Hektik, gedankliche Vorbereitung.

Idee des Tages

Gemütlich auspacken, sich im Fastenzimmer einrichten, »ankommen«.

Entlastungstag

Termin bei Ärztin/Arzt, individuelle Erstellung des Fastenprogramms.

Menü für den Körper

Reichlich Wasser und Kräutertee trinken, Monodiät (Reis, Obst, Kartoffel oder Hafer auf 3–4 Mahlzeiten verteilt, s. Vorschläge S. 104 und ab S. 135).

Menü für die Seele

- Abschied vom Alltag, keine Verpflichtungen.
- Ausscheidung (»Detox«): Ruhe, Ruhe, Ruhe, Vorbereitung des Darmes durch die Monodiät.
- Bewegung und Entspannung: Ruhe, Ruhe, Ruhe und Bewegung an frischer Luft, je nach Verlangen des Körpers.

Idee des Tages

Auf die eigenen Bedürfnisse und Körpersprache achten, eventuell Umgebung und Räumlichkeiten erkunden und Mitfastende kennen lernen, auf Träume achten und dafür Heft und Stift auf den Nachtschrank legen.

1. Fastentag

Menü für den Körper

Wasser und Kräutertee trinken, ca. 2–3 Liter und 1–2 Teelöffel Honig über den Tag verteilt.

- Früh: Morgentee.
- Mittags: $1/4$ Liter Gemüsebrühe oder $1/4$ Liter frisch gepresster Obst- oder Gemüsesaft.
- Abends: $1/4$ Liter Gemüsebrühe oder $1/4$ Liter frisch gepresster Obst- oder Gemüsesaft, im Wechsel zu mittags.

Menü für die Seele

Auf die Körpersprache horchen, das Verschwinden des Hungergefühles bewusst erleben, Stimmungen wahrnehmen.

- Ausscheidung (»Detox«): vormittags gründliche Darmentleerung individuell angepasst (Glaubersalz oder Einlauf), in den nächsten Stunden in der Nähe der Toilette bleiben.
- Mittags (nach dem Fastengetränk) Leberwickel und Mittagsruhe, 1–2 Stunden.
- Bewegung und Entspannung: Morgenbewegung nach dem Glaubern und unterstützende Anwendungen wie Massagen.

Idee des Tages

Stellen Sie sich bewusst vor, wie der Körper sich umstellt auf die Ernährung von innen und sich der Magen-Darm-Trakt reinigt. Lassen Sie sich vertrauensvoll auf die Veränderungen ein. Bei Beschwerden handelt es sich meistens um Umstellungsreaktionen, wenn es Sie beunruhigt, lassen Sie sich helfen.

2. Fastentag und weitere

Menü für den Körper

Wasser und Kräutertee trinken, ca. 2–3 Liter und 1–2 Teelöffel Honig über den Tag verteilt

- Früh: Morgentee.
- Mittags: $1/4$ Liter Gemüsebrühe oder $1/4$ Liter frisch gepresster Obst- oder Gemüsesaft.
- Abends: $1/4$ Liter Gemüsebrühe oder $1/4$ Liter frisch gepresster Obst- oder Gemüsesaft, im Wechsel zu mittags.

Menü für die Seele

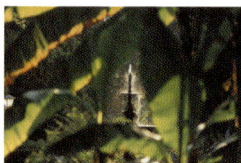

- Erlauben Sie es sich, aktiv oder passiv zu sein. Der körperliche Hunger hört auf – was sind nun meine seelischen Bedürfnisse?
- Zeit haben, die Natur genießen, Musik hören, Lesen, Schreiben, Gespräche – je nach Bedürfnis.
- Staunen…, Bilanz des eigenen Lebens ziehen; erleben Sie bewusst die Freude und Leichtigkeit des Lebens auf »Autopilot«.
- Bei Bedarf unterstützende Gespräche, auch seelsorgerischer und psychotherapeutischer Art.
- Ausscheidung (»Detox«): Soviel trinken bis die Farbe des Urins hell ist.
- Einlauf (jeden 2. Tag), evtl. Bittersalz.
- Mittags: täglicher Leberwickel (nach dem Fastengetränk) und Mittagsruhe, 1–2 Stunden.
- Anwendungen und Massagen, Hauteinreibungen.
- Bewegung und Entspannung: Fangen Sie mit dem Bewegungsprogramm an und passen Sie es Ihrer Leistungsfähigkeit an: $1/2$ bis 1 Stunde Streck-/Dehnübungen, Gymnastik oder Yoga und 1–2 Stunden Spaziergang an einem Stück oder über den Tag verteilt. Halten Sie beim Spazierengehen ein Tempo, bei dem die Atmung durch die Nase noch möglich ist. Steigern Sie mit fortlaufender Fastendauer und persönlichem Wohlbefinden das Bewegungsprogramm.

Idee des Tages

- Gönnen Sie es sich, länger im Bett zu bleiben, wenn Ihnen danach ist. Brauchen Sie Einsamkeit und Stille oder die Anregung durch ein Gespräch oder die Begegnung mit anderen Menschen?
- Erleben Sie bewusst, wie sich Ihr Körper auf den Fastenstoffwechsel eingestellt hat! Achten Sie auf Ihre Körperwärme durch gute Kleidung, Bewegung, warme Getränke, Wärmflasche und ggf. Sauna. Bestellen Sie sich Träume, horchen Sie auf Ihre innere Stimme!
- Denken Sie positiv an Menschen, mit denen Sie im Konflikt stehen, schreiben Sie einen Brief oder rufen Sie an.

Letzter Fastentag/Fastenbrechen

Menü für den Körper

Wasser und Kräutertee trinken, ca. 2–3 Liter und 1–2 Teelöffel Honig über den Tag verteilt

- Früh: Morgentee.
- Über den Tag verteilt: 2 Äpfel oder Apfelkompott und 4 Hasel- oder Cashewnüsse.
- Mittags: ¼ Liter Gemüsebrühe oder ¼ Liter frisch gepresster Obst- oder Gemüsesaft.
- Abends: sämige Gemüse-Kartoffelsuppe.

Menü für die Seele

Bereiten Sie sich auf die »Landung«, auf die widersprüchlichen Gefühle vor: einerseits die Freude auf das Essen und andererseits das Verzichtenmüssen auf die Leichtigkeit des Fastens.

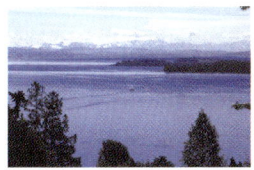

- Ausscheidung (»Detox«): Mittags (nach dem Fastengetränk) Leberwickel und Mittagsruhe für 1–2 Stunden.
- Bewegung und Entspannung: Versuchen Sie den Rhythmus beizubehalten und Ihr Bewegungsprogramm während des ganzen Aufbaus fortzuführen.

Idee des Tages

Betrachten Sie Ihr Fasten jetzt noch nicht als abgeschlossen, sondern erst nach den Aufbautagen. Feiern Sie die Mahlzeiten, genießen Sie den empfindsamen Geschmackssinn. Genießen Sie die wiederkehrende Körperwärme. Achten Sie auf Hunger und Sättigung!

1. Aufbautag

Menü für den Körper

- Weiterhin reichlich trinken.
- Morgens: Morgentee, Hafer- oder Dinkelbrei mit Obstkompott.
- Mittags: kleine Rohkostplatte, Pellkartoffeln mit Quark und Leinöl, gekochtes Gemüse.
- Abends: Hirse, gekochtes Gemüse mit Sonnenblumenöl.

Menü für die Seele

- Ausscheidung (»Detox«): Mittagsruhe und Wärme auf den Bauch.
- Bewegung und Entspannung: Führen Sie das Bewegungsprogramm wie im Fasten fort, passen Sie es an Ihre Leistungsfähigkeit an.

Idee des Tages

Essen Sie nur, wenn Sie schön hungrig sind! Kauen Sie gründlich und reden Sie möglichst wenig beim Essen. Die Aufnahme von Wasser im Verdauungstrakt und allgemein im Gewebe kann zu einem Gewichtsanstieg bis zu 1 kg führen, obwohl weiterhin Fett abgebaut wird. Lassen Sie sich durch Gelüste nicht verführen, zuviel zu essen. Im Laufe des Tages kann es zu Müdigkeit kommen und vorübergehend zur Rückkehr alter Symptome.

2. Aufbautag und weitere

Menü für den Körper:

- Die Nahrungsmengen nur langsam steigern.
- Morgens: Morgentee, Budwig-Creme nach Dr. Kousmine (wenn sie vertragen wird), sonst Hafer- oder Dinkelbrei mit Obstkompott.
- Mittags: Rohkostplatte oder frisch gepresster Saft oder Gemüsesuppe, mit Sonnenblumenöl oder Gemüsesuppe, Vollkorngetreide (z. B. Reis) oder Kartoffeln, gedünstetes Gemüse, dazu kaltgepresstes Sonnenblumenöl, Essig und Kräuter; eiweißhaltige Komponenten: Milchprodukt (Käse, Quark etc.) oder Hülsenfrüchte oder Ei; nach vier Aufbautagen können Fisch und Fleisch (ca. 100 g) hinzugenommen werden – wenn gewünscht.
- Abends: Menü nach den gleichen Prinzipien wie mittags, aber ohne Eiweißzulage.

Seien Sie vorsichtig mit Salz, also essen Sie wenig Brot, Käse und keine Fertigprodukte. Sie sollten Blähungen, Völlegefühl und Bauchbeschwerden unbedingt vermeiden und dafür die Menge der Rohkost und der Nahrung allgemein anpassen.

Warten Sie bis zum 3. oder 4. Aufbautag, dass sich der Stuhlgang spontan einstellt, helfen Sie nach mit Colon-Massage, körperlicher Aktivität, Kleie und sonstigen Ballaststoffen; zwischen den Mahlzeiten weiterhin reichlich trinken.

Menü für die Seele

- Erleben Sie bewusst die Freude am Essen und Maßhalten.
- Bereiten Sie sich auf die Rückkehr in den Alltag vor, packen Sie gemütlich Ihre Koffer, lassen Sie sich Zeit für den Abschied, schließen Sie Ihr Tagebuch ab.
- Überlegen Sie, wie Sie in Ihren Alltag mehr Bewegung bringen, Ihre Ernährung verändern und wie Sie zu mehr Zeit für sich kommen können.

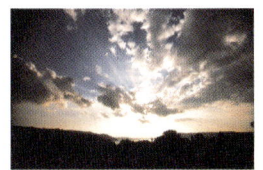

Wie ernähren Sie sich nach dem Fasten?

Ernährung ist die Kunst, soviel Nährstoffe wie nötig zuzuführen, ohne die Verdauungsorgane zu überfordern.

So lauten die wichtigsten Empfehlungen:

- Essen Sie nur, wenn Sie wirklich Hunger haben und hören Sie auf, sobald Sie satt sind.
- Je langsamer Sie essen, desto eher können Sie spüren, wann ihr Hunger gestillt ist – bei zu schnellem Essen laufen Sie Gefahr, den Zeitpunkt zu verpassen, an dem Sie satt sind.
- Essen Sie nur das, was Sie verdauen und umsetzen können.
- Lernen Sie, Ihre emotionellen Defizite nicht mit Essen zu kompensieren, sondern entwickeln Sie dafür adäquate Bewältigungsstrategien.

Naturbelassene Lebensmitteln wie Obst, Gemüse, Nüsse, Hülsenfrüchte und Vollkorngetreide haben einen hohen Gehalt an Vitaminen, Mineralien, sekundären Pflanzenstoffen, essenziellen Fettsäuren und hochwertigem Eiweiß. Sie sind daher sehr zu empfehlen, werden aber – besonders in der rohen Form — unterschiedlich gut vertragen und können bei einigen Menschen zu Gärungs- und Fäulnisprozessen führen. Achten Sie auf die Signale Ihres Körpers, um damit die Grenzen Ihrer individuellen Verträglichkeit auszutesten. Bevorzugen Sie grundsätzlich Produkte aus kontrolliert-biologischem Anbau.

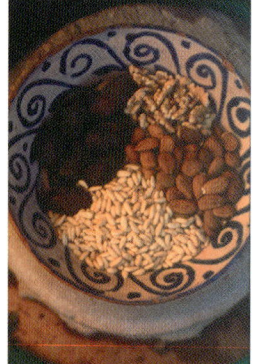

Richtige Auswahl von Art und Menge der Fette

Besonders wertvoll sind die pflanzlichen Fette aus Nüssen, Ölsamen und kaltgepressten Ölen, denn sie haben einen hohen Anteil an einfach und mehrfach ungesättigten Fettsäuren. Diese sind essentiell, d. h. lebensnotwendig, da sie der Körper nicht selbst bilden kann und daher auf ihre Zufuhr von außen angewiesen ist. Der tägliche Bedarf an mehrfach ungesättigten Fettsäuren kann leicht gedeckt werden, z. B. durch 1–2 Esslöffel kaltgepresstes Sonnenblumenöl und 2 Teelöffel kaltgepresstes

Leinöl. Zusätzlich sind Olivenöl und Nüsse sowie etwas Milchfett (Butter, Sahne, Käse) empfehlenswert – sofern es das Gewicht erlaubt.

Fette, die vermieden werden sollten sind Margarine, gehärtete Fette, Brat- und Fritierfette sowie herkömmliche (= raffinierte) Ölsorten.

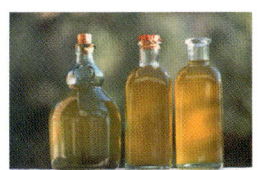

Was ist mit der Butter?

Butter (Milchfett) ist zwar ein natürliches Produkt, enthält aber viel Cholesterin und gesättigte Fettsäuren. Aus diesem Grund ist ein erhöhter Milchfettkonsum mitverantwortlich für einige moderne Erkrankungen (z. B. Herz- und Gefäßerkrankungen).

Es spricht jedoch nichts gegen einen mäßigen Verzehr von Milchfett (20–30 g/Tag), wenn der gesamte Fettkonsum auf durchschnittlich 70–80 g/Tag beschränkt bleibt. Aber beachten Sie, dass Milchfett in Butter, Milch, Sahne und Käse enthalten ist und die Summe am Ende des Tages erheblich sein kann.

Milchfettgehalt in verschiedenen Milchprodukten (pro 100 g):

- 100 g Butter enthalten ca. 80–90 g Milchfett
- 100 g Käse enthält ca. 10–40 g Milchfett (je nach Sorte)
- 100 g Sahne enthält ca. 30 g Milchfett
- 100 g Vollmilch enthält ca. 3,5 g Milchfett

Fettarme Milchprodukte (Magerquark, Buttermilch, Joghurt 1,5 %) helfen, den Fettverzehr zu reduzieren.

Viel Vollkornprodukte und faserreiche (ballaststoffreiche) Ernährung

Im Gegensatz zu Weißmehlprodukten enthält Vollkornmehl das ganze Korn und viel mehr an wertvollen Stoffen, die der Organismus braucht: Eiweiß, mehrfach ungesättigte Fettsäuren, Kohlenhydrate, Vitamine (besonders der B-Gruppe), Mineralstoffe und nicht zuletzt die Nahrungsfasern (Ballaststoffe, z. B. in der Kleie). Das Getreide sollte möglichst frisch geschrotet oder gemahlen verwendet werden. Der Kauf einer Getreidemühle ist zu empfehlen.

Folgende Getreidesorten gibt es mittlerweile fast überall zu kaufen: Weizen, Reis, Roggen, Hafer, Gerste, Hirse, Mais, Grünkern, Dinkel, Buchweizen, Quinoa und Amaranth. Auch hier beim Einkauf auf Getreide aus kontrolliert-biologischem Anbau achten!

Empfohlen wird auch die Einführung mindestens einer Vollwertmahlzeit pro Tag, z. B. die Budwig-Creme nach Dr. Kousmine (Rezept siehe S. 137).

Hoher Anteil von Obst und Gemüse

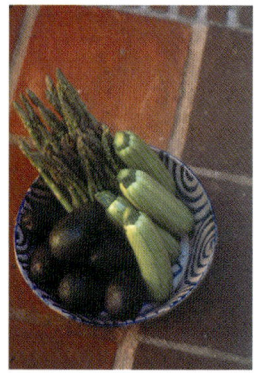

Obst und Gemüse sind in erster Linie Lieferanten von Vitaminen, Mineralstoffen und Kohlenhydraten, aber auch von Nahrungsfasern (Ballaststoffen) und bioaktiven Substanzen. Bioaktive Substanzen findet man lediglich in naturbelassenen Produkten. Die industrielle Verarbeitung, z. B. Erhitzung, zerstören diese wichtigen Substanzen, die das Herz schützen, vor Krebs bewahren und entzündungshemmend wirken. Einige Beispiele für bioaktive Substanzen sind Carotinoide, Polyphenole, Terpene, Phytoöstrogene oder Ballaststoffe.

»Unerhitzte Nahrung«, wie Salate, Rohkost und frisches Obst, eignet sich außerdem zur Einleitung einer Mahlzeit, weil sie die Verdauungsprozesse anregt. Außerdem ist sie besonders empfehlenswert wegen ihres niedrigen Kaloriengehalts, ihrer hohen Nährstoffdichte und wegen ihres Sättigungsvermögens: das sind die wahren »Light«-Produkte!

Rohkost muss gut gekaut werden! Wenn Blähungen oder Darmstörungen entstehen, sollte man die Menge reduzieren oder gekochtes Gemüse, Suppen und Obstkompotte vorziehen.

Keine raffinierten Produkte, Konserven und Fertigprodukte

Raffinierte Produkte (z. B. Weißmehl und die daraus hergestellten Produkte, helle Teigwaren, Grieß, Stärkemehl, weißer Reis, Haushaltszucker) wurden nicht nur einmal bearbeitet, sondern viel häufiger. Bei jedem Bearbeitungsschritt sinkt jedoch der Nährstoffgehalt und damit die Vollwertigkeit des Lebensmittels, ebenso wie der Sättigungswert durch Entfernen der Ballaststoffe. Raffinierte Produkte sind bis auf ihre schnell resorbierbaren

Kohlenhydrate und ihren hohen Kaloriengehalt als »verarmte« Bestandteile unserer Nahrung zu betrachten und sollten deshalb ganz bewusst reduziert werden.

Nur wenig Fleisch und Wurstwaren

Prinzipiell sind Fleisch und Fisch hochwertige Nahrungsmittel. Jedoch vermindert sich die Fleischqualität in der konventionellen Tierhaltung durch Hormonzufuhr und medikamentöse Behandlungen sowie Umwelteinflüsse auf das Futter, was prinzipiell auch für Fisch gilt. Außerdem hat Fleisch viel Cholesterin, gesättigte Fettsäuren sowie Purine, die bei ihrem Abbau im menschlichen Organismus zu Harnsäure umgewandelt werden. Wenn man Fleisch verzehren möchte, ist es empfehlenswert, die Menge auf ca. 100–150 g pro Tag zu beschränken, möglichst beim Mittagessen. Nur qualitativ hochwertiges Fleisch aus artgerechter Haltung verwenden.

Geben Sie öfters mal Fisch den Vorzug – besonders das Fischfett in Seefischen (Hering, Makrele, Lachs) enthält viel Omega-3-Fettsäuren: Diese senken die Triglyzeride und erhöhen gleichzeitig das »gute« HDL-Cholesterin, was Arteriosklerose und Herzinfarkt vorbeugt.

Alternativen zu Fleischgerichten sind Getreidespeisen, Pilzgerichte, Hülsenfrüchte wie Erbsen, Bohnen, Soja und Linsen, Nüsse und Ölsamen; Milch und Milchprodukte sowie Eier nach Verträglichkeit.

Alkohol nur in geringen Mengen

Vom ernährungswissenschaftlichen Standpunkt ist die Schädlichkeit von Alkohol eine Frage der Dosierung: In kleinen Mengen kann die stimulierende Wirkung des Alkohols positiv bewertet werden, zudem führt ein guter Wein sekundäre Pflanzenstoffe zu, die das Herz schützen.

Die negativen Wirkungen des Alkohols liegen in der Hemmung der Fettverbrennung und in der Begünstigung der Fettablagerung im Bauchbereich. Außerdem beansprucht Alkohol bei der

Entgiftung stets die Leber und ist darüber hinaus ein starker Kalorienlieferant:

- 1 Glas Wein (125 ml) = ca. 90 kcal
- 1 Glas Bier (330 ml) = ca. 145 kcal
- 1 Glas Spirituosen, z. B. Cognac/40 % vol (40 ml) = ca. 110 kcal

Kochsalzzufuhr reduzieren, ausreichend trinken

Die Kochsalzzufuhr unter 6 g pro Tag halten, d. h. den Verzehr von Fertigprodukten, Brot und Käse einschränken.

Ausreichend Wasser trinken, d. h. mindestens 1,5 Liter pro Tag.

Fragen zum Fasten

Ist Fasten gefährlich?

Das Fasten ist nicht gefährlich, sondern stellt unter medizinischer Betreuung eine wirksame Therapie bei Stoffwechselerkrankungen und Risikofaktoren dar (z. B. Übergewicht, Bluthochdruck) und zeigt starke Wirkungen bei Rheuma, Asthma, Allergien und Migräne, um nur einige Indikationen zu nennen. Außerdem bietet Fasten eine Selbsterfahrung in geistig-spiritueller Hinsicht.

Lebensbedrohlich war in den 70er Jahren die sog. »liquid protein diet«, eine minderwertige Proteindiät, die ca. 60 Übergewichtige das Leben gekostet hat. Sie nahmen dieses Getränk ohne ärztliche Betreuung wochen- bis monatelang ausschließlich ein und starben an Herzstillstand.

Ist Fasten zur Gewichtsreduktion geeignet?

Männer zwischen 30 und 40 und Frauen nach der Menopause tendieren zur Gewichtszunahme – Fasten kann dies unterbrechen. Viele Menschen halten durch Fasten ihr Normalgewicht oder wirken einer Tendenz zum Übergewicht durch regelmäßiges, fachkundig geleitetes Heilfasten entgegen. Beim Fasten ist Fett der Hauptbrennstoff und nicht Eiweiß – und zwar von

Anfang an. Es ist aber richtig, dass beim Fasten auch Eiweiß abgebaut wird, zum Teil aus den Muskelzellen.

Allerdings sind die Muskelzellen in der Lage, Eiweiß abzugeben ohne dadurch zu Grunde zu gehen. Es handelt sich bei diesem Eiweißabbau um ein reversibles Phänomen, das bei einigen Krankheiten sogar eine therapeutische Wirkung haben kann.

Eine anfängliche Wasserausscheidung kommt beim Fasten sowie bei den meisten Diäten vor. Einerseits ist diese auf den Verlust des an Glykogen und Eiweiß gebundenen Wassers zurückzuführen, andererseits auf die spezifische entsalzende und entwässernde Wirkung des Fastens. Im Fall von Bluthochdruck und Ödemen wirkt sich das äußerst positiv aus.

Verliert der Herzmuskel Eiweiß?

Wie bereits erwähnt ist der Verbrauch geringer Eiweißmengen beim Fasten keineswegs unphysiologisch. Bei methodisch richtigem Fasten nimmt die Leistungsfähigkeit der Muskulatur – auch der Herzmuskulatur – zu (dies noch mehr, wenn fastenbegleitend ein adäquates Bewegungsprogramm durchgeführt wird). Die Fastenden fühlen sich in der Regel zunehmend fitter, können sich leichter bewegen und steigen kontinuierlich in leistungsstärkere Gruppen auf (z. B. Wander-/Gynmastikgruppen).

Aus dem Tierreich ist bekannt, dass Zugvögel, die z. B. über die Sahara fliegen, trotz extremer körperlicher Aktivität weder trinken noch fressen. Es wurde festgestellt, dass sie dabei nicht nur Muskeleiweiß aus den Flügeln, sondern auch aus dem Herzmuskel (bis zu 20%) ohne Schwächung der Leistungsfähigkeit abbauen. Wie ist das zu verstehen? Ganz einfach – der Vogel wird mit jedem Fastentag leichter und benötigt deshalb für die gleiche Leistungsfähigkeit weniger Muskelmasse.

Nimmt man nach einem Fasten wieder zu?

Menschen, die sich mit »junk food« (viel Fett, viel Zucker) und Alkohol ernähren und sich wenig bewegen, nehmen im allgemeinen wieder zu – und zwar über das Ausgangsgewicht hinaus – unabhängig davon, ob die Gewichtsreduktion durch Fasten,

Proteindiäten, FDH oder sonstige Methoden herbeigeführt wurde. Entscheidend für die Erhaltung des niedrigeren Gewichts ist die Änderung des Lebensstils in Bezug auf Ernährung und Bewegung und das Anstreben eines emotionalen Gleichgewichtes ohne Kompensation durch Nahrungsmittel oder Alkohol; Kunst, Kreativität, Natur, harmonische Beziehungen und Spiritualität werden von Buchinger für die »Diätetik der Seele« empfohlen.

Aus der Statistik der Fastenklinik Buchinger am Bodensee wurden die Daten von Patienten untersucht, die 10-mal oder mehr gefastet haben. Dabei zeigte sich, dass der Jo-Jo-Effekt nicht eingetreten ist: Nach 10-maligem Fasten – etwa einmal pro Jahr wie die Traditionen es empfehlen – hatten $1/3$ der Probanden weniger Gewicht als am Anfang des ersten Fastens, bei $1/3$ der Probanden lag das Gewicht ungefähr beim Ausgangsgewicht und bei $1/3$ konnte die Gewichtszunahme trotz des regelmäßigen Fastens nicht gestoppt werden – jedoch war die Gewichtszunahme nicht erheblich.

Was ist mit dem Jo-Jo-Effekt? Hilft dagegen die Gabe von Proteingetränken?

Nicht die Gabe von Proteingetränken ist maßgebend für die Erhaltung des reduzierten Gewichtes, sondern die Vorbereitung der Menschen während des Fastens auf eine gesündere Lebensführung.

Im übrigen sind z. B. bei Königspinguinen, Zugvögeln und Tieren, die Winterschlaf halten, periodische Gewichtsab- und zunahmen völlig physiologisch: Sie speichern in der nahrungsreichen Zeit Fett und leben in der nahrungsarmen Zeit von ihrem Speicherfett – sie werden aber im Laufe der Jahre nicht »fetter«.

Kann es beim Fasten zu schmerzhaften Gichtanfällen kommen?

Im medizinisch geleiteten Fasten sind Gichtanfälle sehr selten. Eine ausreichende Flüssigkeitszufuhr, die Beachtung der elementaren Fastenregeln sowie die Beobachtung der Laborwerte und – bei Bedarf – Gabe eines Präparates bei Risikopersonen verhindern Gichtanfälle.

Wie wirken sich die Flüssigkeits- und Mineralienverluste beim Fasten aus?

Unphysiologische Mineralienverluste (Natrium und Kalium) werden beim Fasten durch körpereigene Sparmechanismen verhindert. Darüber hinaus führen die Fastenzusätze in Form von frischen Obst- und Gemüsesäften dem Körper Kalium und Mineralien zu. Dennoch können einige der folgenden Symptome gelegentlich auftreten: zu niedriger Blutdruck, Schwindel, Kopfschmerzen, Müdigkeit, trockene Haut und Schleimhäute, Mundgeruch und erhöhtes Kälteempfinden. Die genannten Symptome verschwinden aber meist spontan oder sind leicht durch naturheilkundliche Anwendungen zu beheben: Trinken von Schwarztee, Honig, warme Anwendungen (Bäder, Wickel), Kneipp-Anwendungen, körperliche Aktivität und die Förderung der Ausscheidungsvorgänge über Darm (Einläufe), Nieren, Haut und Lungen. Viele Fastende sind völlig beschwerdefrei, und die meisten empfinden beim Fasten ein zunehmendes körperliches und geistiges Wohlbefinden.

Was bedeutet »Entschlackung«?

Wie kann das Heilfasten zu Entschlackung führen, wenn beim Menschen doch gar keine »Schlacke« wie bei einem Ofen anfällt?

Der Begriff »Entschlackung« ist eine Metapher, die Dr. Otto Buchinger prägte. Sie entspricht einerseits dem subjektiven Gefühl des Wohlbefindens, der Leichtigkeit und der zunehmenden Klarheit, die Fastende erleben, andererseits objektiven Veränderungen: die Haut wird reiner, die Atmung freier, die Stimmungslage positiver und Beschwerden nehmen ab.

Als »Schlacken« betrachtet man auch bestimmte Substanzen, die in zu hoher Menge im Blut vorkommen, z. B. Cholesterin und andere Blutfette, Glukose, oder auch zu stark angewachsene Fettdepots und Gefäßablagerungen. Schließlich sind auch krankmachende Eiweißablagerungen bekannt (AGEs – advanced glycation endproducts oder Immunkomplexe). Ein medizinisch betreutes Fasten normalisiert in den meisten Fällen die Blutwerte und reduziert die Fettdepots. Ebenso bilden sich unter extrem fettarmer Ernährung die für die Arteriosklerose typischen Gefäßablagerungen zurück. Gleiches ist beim Fasten zu vermuten. Die Tendenz zum Eiweißabbau im Fasten macht es auch plausibel, dass die genannten »Eiweißschlacken« mit abgebaut werden.

Kann es beim Fasten zur Gallensteinbildung oder einer Gallenkolik kommen?

Bei rascher Gewichtsreduktion, z. B. nach Magenverkleinerung (gastric banding) oder Proteindiäten, wurde die Bildung von Gallensteinen beobachtet und zwar bis zu 8% nach 4 Wochen und zwischen 20 und 35% nach mehreren Monaten Gewichtsabnahme. Gallensteinbildung nach Heilfasten ist uns nicht bekannt – vielleicht liegt dies an der Tatsache, dass das Heilfasten selten länger als 3–4 Wochen durchgeführt wird und Zusätze nur in naturbelassener Form verabreicht werden.

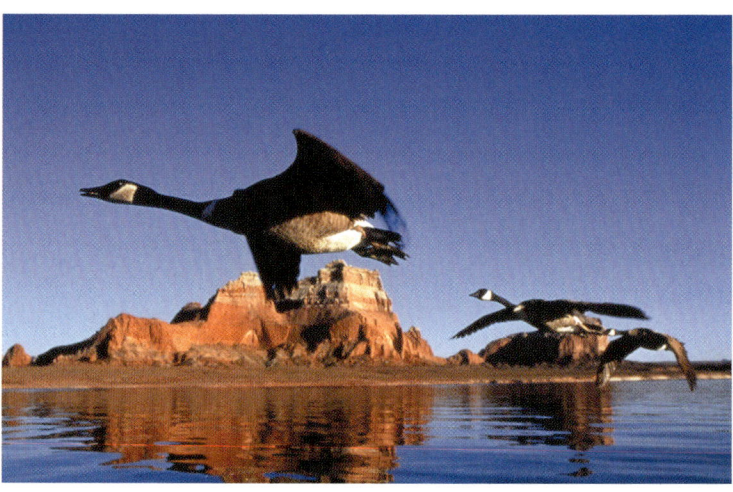

Literatur

Fasten

Buchinger, Otto: Das Heilfasten. 23. Aufl. Hippokrates: Stuttgart 1999

Kuhn, Christian: Heilfasten. 2. Aufl. Herder: Freiburg 1999

Klepzig, Helmut: Otto Buchinger – Ein Leben für das Heilfasten. 1. Aufl. Gessler: Friedrichshafen 2000

Fahrner, Heinz: Fasten als Therapie. 2. Aufl. Hippokrates: Stuttgart 1991

Buchinger, Andreas und Lindner, Bettina: Original Buchinger Heilfasten. 1. Aufl. Haug: Heidelberg 2000

Lützner, Hellmut: Wie neugeboren durch Fasten. 3. Aufl. Gräfe & Unzer: München 2000

Lischka, Eva und Norbert: Fasten. 1. Aufl. Falken: Niedernhausen 2000

Dahlke, Rüdiger: Bewusst Fasten. 8. Aufl. Urania: Neuhausen, 2001

Brantschen, Niklaus: Fasten neu erleben. 5. Aufl. Herder: Freiburg 1999

Lejeune, René: Fasten als Heilung & Feier für Leib und Seele. 1. Aufl. Parvis: Hauteville/Schweiz 1988

Grün, Anselm: Fasten, Beten mit Leib und Seele. 11. Aufl. Vier-Türme: Münsterschwarzach 1984

Wilhelmi-Buchinger, Maria: Fasting: The Buchinger Method. Neuauflage. C.W. Daniel: Saffron Walden 1997

Lützner, Hellmut: Comment revivre par le jeûne. 13. Aufl. Terre Vivante: Paris 2000

Lejeune, René. Jeûner guérison & fête du corps et de l'esprit. 4. Aufl. Parvis: Hauteville/Schweiz 1994

Verwendete Literatur

Leitlinien zur Fastentherapie der Ärzte Gesellschaft Heilfasten und Ernährung e.V., verfasst durch F. Wilhelmi de Toledo, A. Buchinger, H. Burggrabe, M. Gaisbauer, G. Hölz, W. Kronsteiner, C. Kuhn, E. Lischka, N. Lischka, H. Lützner, W. May, D. Melchart, A. Michalsen, H. Müller, E. Peper, K.-L. Resch, M. Ritzmann-Widderich, A. Wessel, H. Wichert, R. Stange: Forsch Komplementärmed Klass Naturheilkd. 9: 189–198; 2002

Bahl, Holger: Als Banker zwischen Ost und West/Verborgene Finanzgeschäfte im Schatten der Mauer. Zürich: Orell-Füssli, 2002

Buchinger, Otto: Die Roeder-Methode, Haug: Heidelberg 1999

Groscolas R., Robin J.-P.: Long term Fasting and re-feeding in penguins. Comparative Biochemistry and Physiology, Part A 128: 645–655; 2001

Huether, Gerald: Bedienungsanleitung für ein menschliches Gehirn. Göttingen: Vandenhoeck und Ruprecht 2001

Huether, Gerald: Essen als Droge. Ernährungsforum des Instituts Danone für Ernährung e.V. Heinrich Wieland Strasse 170, 81735 München, 1999

Kousmine, Catherine: Gesundheit auf dem Teller. Neuchatel, Paris: Delachaux & Niestlé 1984

Literatur

Meroz, Christianne: La Mystique du Quotidien. Editions Ouverture Le Mont sur Lausanne (CH), 2002

Ornish, Dean: Revolution der Herztherapie. Kreuz: Stuttgart 1992

Schweisfurt, Karl-Ludwig: Wenn's um die Wurst geht – Mein Weg von der Fleischindustrie zur ökologischen Landwirtschaft. München: Goldmann 2001

Kjeldsen-Kragh, I., Haugen, M. et al.: Controlled trial of fasting and one year vegetarian diet in rheumatoid arthritis. Lancet 338, 899–902; 1991

Müller, H., Wilhelmi de Toledo, F., Resch, K.-L.: Fasting followed by vegetarien diet in patients with rheumatoid arthritis: a systematic review. Scand J Rheumatol 30: 1–10; 2001

Wilhelmi de Toledo et al.: The Buchinger Klinik Programme for the treatment of obesity. Obesity in Europe. Ditschuneit, Gries, Hauner, Schusdziarra, Wechsler (eds). John Libbey & Company

Müller, H., Wilhelmi de Toledo, F., Schuck, P., Resch, K-L.: Blutdrucksenkung durch Fasten bei adipösen und nichtadipösen Hypertoniker. Perfusion 14: 108–112; 2001

Kunst

Lafontaine, Marie Jo: Lost paradise. Galerie Bernhard Knaus, Augartenstrasse 68, Mannheim 2002, D-68165; www.marie-jo-lafontaine.com

Perrin, Jacques: Nomaden der Lüfte. Hildesheim: Gerstenberg 2002

Iverslien, Gry: Ronda. Malaga/ES: Editorial Arguval 1998

Adressen

Ärztegesellschaft Heilfasten und Ernährung e. V.
Wilhelm-Beck-Straße 27
88662 Überlingen
Tel.   07551/807-825
Fax   07551/807-827
Mail: info@aerztegesellschaft-heilfasten.de
Internet: www.aerztegesellschaft-heilfasten.de

Gegen Einsendung eines adressierten, mit 1,44 Euro frankierten Briefumschlages werden Listen von Fastenkliniken, ÄrztInnen, die Fastende begleiten, sowie von Fasteninstitutionen zugeschickt.

Stichwortverzeichnis

Adrenalin 48
AGEs (advanced glycation endproducts) 62, 154
Aktivität, körperliche 106
Alkohol 84, 122, 149
Allergien 58
Almosen geben 26
Anorexia nervosa 40
Anreisetag 103, 140
Anti-Aging 90
Antidepressiva 75
Antigenpause 57
Arbeit, während des Fastens 101
Arteriosklerose, und Fasten 56
Askese 27
Atemmassage 106, 116
Aufbau 133 f, 144
Ausscheidungen 108
Autopilot 47, 77

Ballaststoffe 147
Bauchbeschwerden 133
Bausteinversorgung 47
Bedürfnisse, emotionelle 80
Befindlichkeitsstörungen 125 f, 131
Beine, unruhige 128
Beten 26
Bewältigungsstrategien 80, 83
Bewegung 106
Bewusstwerdungsprozess 77
Beziehungsnetz 121
Bildkunstbetrachtung 31
Binge eating 82
Blähungen 128
Blut, Fließeigenschaften 64
Blutdruck 64, 126
Body-Mass-Index 55
Brennstoffversorgung 44
Buchinger-Schule 34
Budwig-Creme 137
Bulimie 82
Bürsten 115
Butter 147

Colon-Hydrotherapie 114
Colon-Massage 114
Cortison 49

Darmflora 59, 110
Darmhygiene 111 f
Darmoberfläche 60
Darmrückvergiftung 59
Darmschleimhaut 60
Darmtoxine 60
Dematerialisierung 78
Depression(en) 85, 131
Detox 52, 108
Diätetik der Seele 30, 120
Dieting depression 70

Ecstasy 75
Einlauf 112 f
Einstellung, zum Fasten 72
Eiweiß 47, 61 f, 118
  pathologisches 52
Eiweißschlacken 154
Emotionen 80
Energy 52
Entgiftungsprogramm 108
Entlastungstag 104, 140
Entsalzung 61
Entschlackung 153
Entspannung 106
Entwässerung 61
Entzündungen 58
Epilepsie 85
Ernährung, nach dem Fasten 146
Ernährungsprogramme 43
Ersatzhandlung 84
Essattacken 82, 129
Essstörungen 86

F. X. Mayr-Schule 34, 39
Fasten
  Einstieg 103
  für den Frieden 27
  Gefährlichkeit 150
  Hauptwirkungen 53
  Indikationen und Kontraindikationen 65
  religiöses 26, 106
  therapeutische Bausteine 123
  vier Phasen 98
Fastenärzte 22 f
Fastenbrechen 133, 135, 143
Fastendauer 102
Fastengetränke 118
Fastenkrisen 125, 132
Fastenstoffwechsel 47

Fastenzusätze 118, 153
Fertigprodukte 148
Fertilität 94
Fette 146
Fettreserven 45, 54
Fisch 149
Fleisch 149
Flüssigkeitsverluste 153
Fötus 81
Früchtefasten 39

Galle-Erbrechen 127
Gallenkolik 154
Gallensteinbildung 154
Gasbildung 133
Gastric Banding 71
Gehirn
  Eiweißversorgung 45
  Serotoninwirkung 74
Gemüsebrühe, Grundrezept 137
Genesungskrisen 125
Genussquellen 121
Gewichtsreduktion 150
Gewichtsschwankung 20
Gewichtsstillstand 131
Gewichtszunahme, nach dem Fasten 151
Gichtanfall 131, 153
Glaubersalz 111
Glückshormone 75
Glukoneogenese 46
Granulome 108
Grenzerweiterung 81
Grundbedürfnisse, menschliche 80

Hafertag 104
Harmonie 70
Harnsäure 118, 131, 149
Hautausschlag 130
Heilkrise 125
Heilungspotenzial 76
Herz-Kreislauf-Entlastung 64
Herzklopfen 128
Herzmuskel 63
  Eiweißverlust 151
Herzstillstand, durch Proteindiät 37
Hülsenfrüchte 149
Humor 31

Stichwortverzeichnis

Hunger(gefühle) 17, 70, 128
Hungerstreik 40, 71

Immunkomplexe 62, 154
Immunsystem 57
Infektionsherde, Sanierung 108
Insulinsenkung 54

Jaw wiring 71
Jo-Jo-Effekt 17, 152
Jom Kippur 29, 100

Kaiserpinguin 15
Kalorienzufuhr, beim Buchinger Heilfasten 12
Kälteempfindlichkeit 126
Kartoffeltag 105
Katharsis 84
Kinderwunsch 93
Kochsalzzufuhr 150
Kofferpacken-Syndrom 84
Konserven 148
Kopfschmerzen 127
Körpersignale 133
Krankheitsentstehung 59
Krückenverlust-Syndrom 84

Laborwerte 56
Lebensmittel, naturbelassene 146
Lebensstiländerung 91
Lebensvision 94
Leberwickel 110
Leere-Konstitution 105 f
Lendenwirbelsäule 127
Lesen 30
Lichtnahrung 40
Liquid Protein Diet 36 f
Loslassen 79

Magen-Darm-Trakt, beim Fasten 57
Magenballon 71
Magenempfindlichkeit 104
Magersucht 40, 71, 82
Massagen 115
Meditation 31, 79
Melancholie 76
Menü, der Seele 121
Mikronährstoffe 119
Milchfett 147
Mineralstoffe 153
Molkekur 39
Monodiät 140

Müdigkeit 126
Mund, trockener 130
Mundgeruch 129
Musik 31
Mystik des Alltags 78

Nahrung für die Seele 12, 120
Nahrung, unerhitzte 148
Natural Hygiene (Natürliche Gesundheitslehre) 34, 40
Nicht-landen-wollen-Syndrom 84
Nulldiät 36
Nutritio spiritualis 41

Obst 148
Obsttag 104
Öle 146
Öleinreibungen 115

Phytotherapie 117
Planung, des Fastens 99
Plethoriker 61
Plexus von Auerbach und Meissner 76
Proteindiäten 36 f
Proteingetränke 152
Psyche, Veränderungen während des Fastens 74

Ramadan 28, 100
Rauchen, beim Fasten 65, 122
REE (Resting Energy Expenditure) 16
Reinigung 52
Reinigungskrisen 125
Reistag 104
Rekordleistungssyndrom 84
Relax 106
Reserven, Fastenzeit 45
Rezepte 137
Roeder-Methode 117
Rückkehr, in den Alltag 134
Rückvergiftung, aus dem Darm 59
Ruhe 106

Salzkonsum 61
Sauberkeits-/Umweltneurose 85
Säureausscheidung 108
Schizophrenie 85
Schlacken(-eiweiß) 61, 153
Schlafqualität, beim Fasten 77, 130

Schleimfasten 39
Schroth-Schule 34, 39
Schwindelgefühl 126
Sehstörungen 129
Selbstheilungskräfte 75
Serotonin 71, 74
Sodbrennen 128
Spiritualität 30
Sterben 79 f
Stille 106
Stimmungstief 84
Stoffwechsel, Umstellung beim Fasten 44, 99
Stress, durch Hungern 70

Teefasten 39
Toxine 60
Traditionelle Europäische Medizin 34
Träumen 77, 92, 120
Trauer 131
Trockenreiben 115

Übelkeit 127
Übergangsdiät 104
Übergewicht 55, 86
Unfreiwilligkeit 73
Unterzuckerung 130

Verhaltensmuster 76
Verjüngungseffekt 52
Very Low Calorie Diet 36
Vision quest 71
Vitalisierung 52
Vitamine, beim Fasten 49, 119
Vollkornprodukte 147
Vorbereitungsphase 103

Wadenkrämpfe 128
Wahrnehmung 78
Wärmflasche 110
Wasseranwendungen 116
Wasserausscheidung 151
Wasserfasten 39
Wurstwaren 149

Yoga 116

Zahngranulom 110
Zellerneuerung, beim Fasten 47
Zuckerneuerstellung 46
Zugvögel 18, 62
Zwangsfasten 73

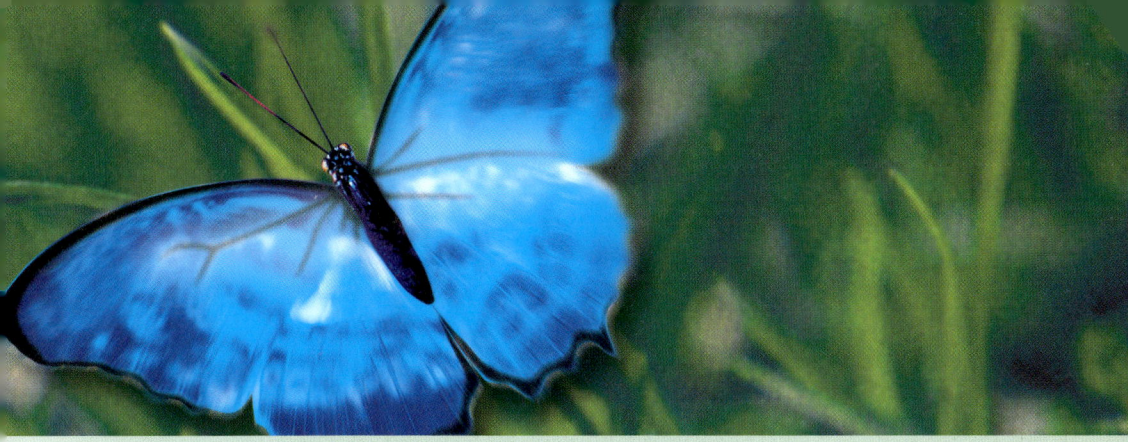

„Die inneren Kraftquellen entdecken",
„Kultur, Natur und Gesundheit in einer einzigartigen Landschaft",
„Nicht zuhaus und doch daheim" - es gibt viele
Beschreibungen unserer Gäste
für ein Buchinger Heilfasten in Überlingen.

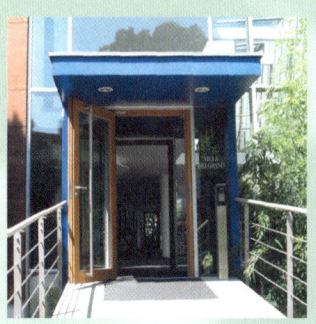

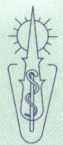

KLINIK BUCHINGER AM BODENSEE

Klinik Buchinger am Bodensee
Wilhelm-Beck-Straße 27
D-88662 Überlingen / Bodensee
Telefon-Nr.: +49 (0) 75 51-807-0
Telefax: +49 (0) 75 51-807-889
eMail: reservierung@buchinger.com
www.buchinger.com

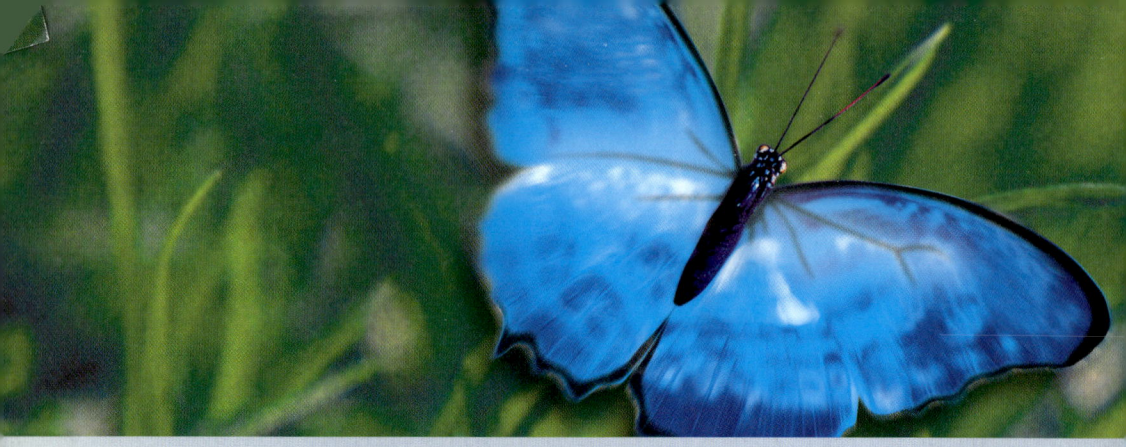

„Leibfreundliche Askese unter Palmen",
„Buchinger mit mediterranem Flair",
„Ein Treffen mit sich selbst" - es gibt viele
Beschreibungen unserer Gäste
für ein Buchinger Heilfasten in Marbella.

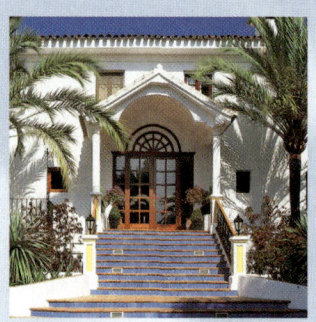

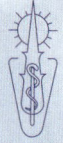

CLINICA BUCHINGER
MARBELLA

Clinica Buchinger
Avda. Buchinger, s/n, Apartado 68
E-29600 Marbella
Tel.: +34 (0) 95 276 43 00
Fax: +34 (0) 95 276 43 05
Tel. Reservas: +34 (0) 95 276 43 01
eMail: clinica@buchinger.es
www.buchinger.es